医院现代化管理与互联网医院运营

主编　张　慧　李柏胜　何焕柳　陈爱民

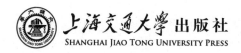

上海交通大学出版社

SHANGHAI JIAO TONG UNIVERSITY PRESS

内容提要

　　本书以现代管理学理论和方法，及国外医院管理研究的最新进展和成果为基础，主要介绍医院信息系统管理、医院信息化建设下的经济管理、医院医疗质量管理、医务及医疗安全管理、医院环境和卫生保护管理等。本书内容丰富，条理清晰，具有很强的创新性、科学性和实用性，可供医院各级管理者参考使用。

图书在版编目（CIP）数据

医院现代化管理与互联网医院运营 / 张慧等主编
. --上海：上海交通大学出版社，2023.12
　ISBN 978-7-313-29635-1

　Ⅰ. ①医… Ⅱ. ①张… Ⅲ. ①医院－现代化管理－研
究②互联网络－应用－医院－管理－研究 Ⅳ.
①R197.324

　中国国家版本馆CIP数据核字（2023）第195072号

医院现代化管理与互联网医院运营
YIYUAN XIANDAIHUA GUANLI YU HULIANWANG YIYUAN YUNYING

主　　编：张　慧　李柏胜　何焕柳　陈爱民
出版发行：上海交通大学出版社　　　　地　　址：上海市番禺路951号
邮政编码：200030　　　　　　　　　　电　　话：021-64071208
印　　制：广东虎彩云印刷有限公司
开　　本：710mm×1000mm 1/16　　　经　　销：全国新华书店
字　　数：200千字　　　　　　　　　　印　　张：11.5
版　　次：2023年12月第1版　　　　　　插　　页：2
书　　号：ISBN 978-7-313-29635-1　　　印　　次：2023年12月第1次印刷
定　　价：198.00元

编委会

主　编

张　慧　李柏胜　何焕柳　陈爱民

副主编

褚建军　李　琳　王　刚　栾晓红

编　委（按姓氏笔画排序）

王　刚（山东省烟台市医疗保险事业中心）

李　琳（山东省平阴县人民医院）

李柏胜（广东省江门市新会区人民医院）

何焕柳（广东省佛山市南海区第七人民医院）

张　慧（山东省平阴县人民医院）

陈爱民（山东省泰安市中医医院）

赵　婷（新疆医科大学附属肿瘤医院）

栾晓红（海军第九七一医院）

褚建军（山东省沂源县中医医院）

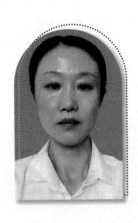

张　慧

毕业于燕山大学计算机科学与技术专业
现就职于山东省济南市平阴县人民医院

擅长信息系统项目管理、计算机技术与应用、互联网医院建设与运营。曾多次获济南市"优秀工作者"等荣誉称号。发表论文6篇，出版著作3部。

随着社会经济与技术的快速发展,我国医疗卫生体制和社会医疗保险制度不断在改革与完善,医疗机构的建设也在不断改进与增强。管理信息系统作为当今医院现代化信息构建的主要组成成分,对提高医院管理及医疗工作的效率和水平、改善医疗服务质量具有重要的作用。医院现代化管理信息系统的建设是一个漫长的探索过程,它必须做到在应用的过程中不断充实和更新并不断完善。在医院现代化管理信息系统应用过程中,传统的看病贵、看病难、看病烦等问题逐步得到了解决,患者可通过网络挂号、开药、就诊,这显著提高了医院医疗管理的效率,大大地方便了患者就医。然而,医院面临的挑战却并未减少,尤其是在管理信息系统方面,如管理分散、信息利用率低等。破碎的医院管理信息系统影响着机构间分工协作体制的构建,各个层级医疗机构识别共享程度低、信息交流传递困难,医疗管理与医疗费用协同控制性不理想,导致整体资源配置不完善,引起患者流动。《医院现代化管理与互联网医院运营》一书正是在此背景下编写而成的。

建设医院现代化管理信息系统不仅仅是优化就医环境、提高医护人员工作效率;还加强了经费的管理,大大提升了医院的经济体系效益。而且,利用科学的信息化管理,节省了医疗机构的运行成本。最重要的是,它增强了行业竞争能力,提高了国民的集体素质。构建现代化管理信息系统是一家大中型医院必不可少的工作,它可以完成医护人员办公一体化,凝聚医院所需的所有办公信息,打造统一的医院结构,使医院告别传统的通知、公告等方式,开启高效工作模式及信息化医院知识存管调用。本书紧跟数字时代潮流,主要介绍了医院信息系统管理、医院信息化建设下的经济管理、医院医疗质量管理、医务及医疗安全管理、医院环境和卫生保护管理等内容,充分满足了医护人员及时沟通、在线学习、外出行医等多方面的需求。而且,规范化的医患沟通、交流机制的建立,明显提高了医患沟通、交流的效率,实现了预防和减少医患纠纷的目的。本书可供医院各级管理者、医院管理研究人员与教学人员阅读使用。

由于时间仓促,加之编者水平有限、编写经验不足,书中可能存在疏漏和不足之处,敬请广大读者批评指正,以便共同进步。

《医院现代化管理与互联网医院运营》编委会
2023 年 6 月

Contents **目录**

第一章

绪　论

第一节　管理学概述

一、管理的概念

管理是人类社会活动的重要组成部分之一,是一切有组织的社会劳动必不可少的活动过程。解决有限资源与相互竞争的多种目标之间的矛盾是管理的基本任务,如何将有限的资源在相互竞争的多种目标之间合理分配,如何有效组织、控制和调配资源,如何领导和激励生产实践活动中最重要的人力资源,这些都是管理者面对的重要问题。

(一)管理的概念

从字面上讲,管理就是管辖和处理的意思。管理作为一个科学概念,到目前为止还没有一个统一的为大多数人所接受的定义。国内外专家学者由于研究管理时的出发点不同,他们对管理所下的定义也就不同,但都从某个侧面反映了管理的不同内涵。强调工作任务的人认为,管理是由一个或多个人来协调其他人的活动,以便收到个人单独活动所不能收到的效果。强调管理者个人领导艺术的人认为,管理就是领导,基于组织中的一切有目的的活动都是在不同层次的领导者的领导下进行的,组织活动是否有效,取决于这些领导者个人领导活动的有效性。强调决策作用的人认为,管理就是决策。

还有许多专家学者对管理下了很多定义,如哈罗德·孔茨在其《管理学》一书中指出,管理就是设计和保持一种良好环境,使人在群体里高效率地完成既定目标;斯蒂芬·P·罗宾斯认为,管理是指同别人一起,或通过别人使活动完成

1

得更有效的过程;丹尼尔·A·雷恩认为,管理是指管理者为有效地达到组织目标,对组织资源和组织活动有意识、有组织、不断地进行的协调活动。

管理要解决的本质问题是有限资源与组织目标之间的矛盾。管理通常是指在特定环境下,通过计划、组织、控制、激励和领导等活动,协调人力、物力、财力和信息等资源,以期更好地实现组织目标的过程。这包含以下四层含义:管理采取的措施是计划、组织、控制、激励和领导这五项基本活动,又称之为管理的五大基本职能;通过五项基本活动,对人、财、物、信息、时间等组织资源进行有效的协调与整合;管理作为一种有目的的活动,必须为有效实现组织目标服务,以使整个组织活动更加富有成效,这也是管理活动的根本目的;管理活动是在一定的环境中进行的,环境既给管理创造了一定的条件和机会,同时也对管理形成一定的约束和威胁,有效的管理必须充分考虑组织内外的特定条件。

(二)管理的基本特征

1.管理具有必然性

管理是共同劳动的产物,在社会化大生产条件下得到强化和发展,广泛适用于社会的一切领域,已成为现代社会极为重要的社会功能。随着生产力的发展和人类社会的进步,资源与目标之间的矛盾越来越复杂,管理的重要性也更加突出,管理越来越成为经济社会发展的关键因素。当今世界,各国经济社会发展水平的高低很大程度上取决于其管理水平的高低。

2.管理具有两重性

一种是与生产力相联系的管理的自然属性,另一种是与生产关系相联系的管理的社会属性。管理的自然属性是指通过组织生产力、协作劳动,使生产过程联系为一个统一整体所必需的活动,并取决于生产力发展水平和劳动社会化程度。同时管理又是管理者维护和巩固生产关系,实现特定生产或业务活动目的的一种职能,这是管理的社会属性,取决于社会关系的性质和社会制度。

3.管理具有不确定性

影响管理效果的因素往往很多,而许多因素是无法完全预知的。其中最难以精确把握的就是人的因素,包括人的思想、个性和人际关系等,都是管理的主要对象,但同时又都是不确定和模糊的。所以类似这种无法预知的因素造成管理结果的不确定性。

4.管理具有系统性

组织作为一个整体是由各要素的有机结合而构成的。在进行管理时,经常需要考虑各要素之间的关系,以及单个要素变化对其他要素和整个组织的影响,以全局和联系的方式来思考和解决问题。

5.管理既是科学又是艺术

管理是一门科学,它具有科学的特点,即客观性、实践性、理论系统性、真理性和发展性,管理的科学性在于其强调客观规律,研究对象和管理规律均客观存在。管理也是一门艺术,能够像艺术一样,熟练地运用知识并且通过巧妙的技能来达到某种效果,具有实践、创新、原则性和灵活性等特点,符合艺术的特点。

二、管理学理论

管理的观念与实践已经存在了数千年,但管理形成一门学科才有一百多年的历史,以19世纪末20世纪初泰勒的科学管理理论的产生为标志,可简单划分为古典管理理论、中期管理理论和现代管理理论等阶段。

(一)古典管理理论

自从有了人类历史就有了管理,管理思想是随着生产力的发展而发展起来的。在古典管理理论出现之前,管理者完全凭自己的经验进行管理,没有管理规范与系统制度,被称为经验管理或传统管理。在19世纪末至20世纪初,随着生产力的发展,管理理论开始创立与发展,以泰勒的科学管理和法约尔的一般管理为代表。

1.科学管理理论

科学管理理论的创始人泰勒1856年出生在美国费城一个富裕家庭,主要代表著作有1895年的《计件工资制》、1903年的《车间管理》和1911年的《科学管理原理》。《科学管理原理》奠定了科学管理理论的基础,标志着科学管理思想的正式形成,泰勒也因此被西方管理学界称为"科学管理之父"。泰勒的主要思想和贡献:管理的中心问题是提高劳动生产率,工时研究与劳动方法的标准化,科学的挑选与培训工人,实行差别计件工资制,管理职能与作业职能分离,强调科学管理的核心是"一场彻底的心理革命"。

2.一般管理理论

在以泰勒为代表的一些人在美国倡导科学管理的时候,欧洲也出现了一些古典的管理理论及其代表人物,其中影响最大的要数法约尔及其一般管理理论。法约尔将企业的全部活动概括为六种:技术性工作,商业性工作,财务性工作,会计性工作,安全性工作,管理性工作。法约尔在1916年出版了《工业管理与一般管理》一书,提出了一般管理理论。法约尔的主要管理思想与贡献是:对企业经营活动的概括,最早提出管理的职能,系统地总结管理的一般原则,对等级制度与沟通的研究,重视管理者的素质与训练。

(二)中期管理理论

1.人际关系理论

尽管泰勒的科学管理理论与法约尔的一般管理理论在 20 世纪初对提高企业的劳动生产率产生了很大作用,但是仅通过此种理论和方法解决提高生产率的问题是有难度的。一个以专门研究人的因素来达到调动人的积极性的学派——人际关系学派应运而生,为以后的行为科学学派奠定了基础,也是由科学管理过渡到现代管理的跳板。该学派的代表人物是美国哈佛大学的心理学教授梅奥,代表作为《工业文明的人类问题》。人际关系理论是从著名的霍桑试验开始的,试验结果表明,生产率提高的原因不在于工作条件的变化,而在于人的因素;生产不仅受物理、生理因素的影响,更受社会环境、社会心理因素的影响。梅奥认为企业中的人首先是"社会人",即人是社会动物,而不是早期科学管理理论所描述的"经济人";生产效率主要取决于职工的工作态度和人们的相互关系;重视"非正式组织"的存在与作用。

2.系统组织理论

巴纳德 1886 年出生,1906 年进入哈佛大学经济系学习,是对中期管理思想有卓越贡献的学者之一,是社会系统学派的创始人。该理论认为,社会的各个组织都是一个合作的系统,都是社会这个大协作系统的某个部分或方面;组织不论大小,其存在和发展都必须具备3个条件:即明确的目标、协作的意愿和良好的沟通;同时必须符合组织效力和组织效率这两个基本原则,所谓组织效力是指组织实现其目标的能力或实现目标的程度,所谓组织效率是指组织在实现其目标的过程中满足其成员个人目标的能力或程度。

(三)现代管理理论

现代管理理论产生与发展的时期为 20 世纪 40 年代末至 70 年代,这是管理思想最活跃、管理理论发展最快的时期,也是管理理论步入成熟的时期。第二次世界大战以后,世界政治趋于稳定,生产社会化程度的日益提高,现代科学技术日新月异的发展,人们对管理理论普遍重视,出现许多新的管理理论和学说,并形成众多学派,称为"管理理论丛林",其代表性学派如下。

1.管理过程学派

管理过程学派以亨利、厄威克、古利克、孔茨、奥唐奈等为代表,该学派认为,无论是什么性质的组织,管理人员的职能是共同的。法约尔认为管理有五种职能,包括计划、组织、人员配备、指挥和控制,它们构成一个完整的管理过程。管理职能具有普遍性,即各级管理人员都执行着管理职能,但侧重点不同。

2.行为科学学派

行为科学学派是在人际关系理论的基础上发展起来的,代表人物和代表作有马斯洛及《激励与个人》、赫兹伯格及《工作的推动力》、麦格雷戈及《企业的人性方面》。该学派认为管理是经由他人达到组织目标,管理中最重要的因素是对人的管理,所以要研究如何调动人的积极性,并创造一种能使下级充分发挥力量的工作环境,在此基础上指导他们的工作。

3.决策理论学派

从社会系统学派发展而来,主要代表人物是曾获诺贝尔经济学奖的赫伯特·西蒙,其代表作为《管理决策新科学》。该学派认为,管理就是决策。管理活动全部过程都是决策的过程,管理是以决策为特征的;决策是管理人员的主要任务,管理人员应该集中研究决策问题。

除上述代表性学派外,现代管理科学理论还包括伯法的数理学派、伍德沃德的权变理论学派、德鲁克和戴尔的经验主义学派、卡斯特和卢森特的系统管理学派等。20世纪80年代后,随着社会经济的迅速发展,特别是信息技术的发展与知识经济的出现,世界形势发生了极为深刻的变化。面对信息化、全球化、经济一体化等新的形势,管理出现了一些全新的发展,这些理论代表了管理理论的新趋势,包括有企业文化、战略管理思想、企业流程再造、学习型组织和虚拟企业等。同时,现代管理也出现了战略化、信息化、人性化和弹性化等趋势。

第二节 医院管理学概述

一、医院管理及医院管理学的概念

(一)医院管理的概念

医院管理是指根据医院的环境和特点,运用现代管理理论和方法,通过计划、组织、控制、激励和领导等活动,使医院的人力、物力、财力、信息、时间等资源得到有效配置,以期更好地实现医院整体目标的过程。医院管理活动的目的是要在有限的医疗卫生资源条件下,以充分实现医院的最佳社会效益和经济效益,发挥医院的整体效能并创造出最大的健康效益。医院管理的主要任务是认真贯彻执行国家的卫生方针政策,增进医院发展活力,充分调动医院及医务人员的积极性,不断提高医院服务质量和效率,更好地为人民健康服务,为构建社会主义和谐社会服务。

(二)医院管理学的概念

医院管理学是运用现代管理科学的理论和方法,研究并阐明医院管理活动的规律及其影响因素的应用学科。医院管理学是管理学的一个分支和理论性、实践性、综合性较强的学科,既与医学科学相联系,又与其他社会科学及自然科学紧密相连,是医学和社会科学的交叉学科。医院管理学与管理学、组织行为学、社会学、公共政策学、经济学、卫生事业管理学、卫生经济学、卫生法学、卫生统计学、流行病学等许多学科有着十分密切的关系。

二、医院管理研究的主要任务与研究对象

(一)医院管理研究的主要任务

医院管理研究的目的是发现医院管理活动的客观规律,完善和发展医院管理科学理论,指导医院管理活动实践。医院管理研究的主要任务是研究医院系统的管理现象和运行规律,医院系统在社会系统中的地位、功能和制约条件,医院管理体制,监督、补偿、治理和运行等机制,医院内部组织领导、经营管理、质量控制和资金、人力、物流、信息等要素的组织协调等。

医院管理研究是卫生政策与管理研究的重要领域,是研究医院管理现象及其发展规律的科学,综合运用政策学、经济学、管理学的原理和方法,研究影响医院发展的宏观管理体制、运行机制和提高医院内部管理水平、运营效率的理论和方法,其目的是要促进医院实现组织目标、提高医院工作效率和效果。

(二)医院管理学的研究对象

医院管理学的研究对象主要是医院涉及的要素、医院系统及各子系统的管理现象和规律,系统之间的关系、定位、作用和制约机制,医院运行的过程及影响其运行的内外环境,同时也要研究医院系统在社会大系统中的地位、作用和制约条件。

三、医院管理学的研究内容和学科体系

(一)医院管理学的研究内容

医院管理学的研究内容主要包括,医院管理的基本理论和方法,与医院管理

紧密相关的卫生发展战略与卫生政策、卫生服务体系、卫生资源及筹资体系等卫生管理内容,医院人力资源管理、质量管理、信息管理、财务管理、经营管理、后勤保障管理、绩效管理等内部运行管理内容。

也有将医院管理研究分为理论研究、宏观政策研究、服务体系研究、微观运行管理研究等内容。理论研究包括医院管理思想、管理原则、医院管理研究方法论、研究对象、学科体系、医院管理职能等。宏观政策研究包括运用系统论思想,研究医院在卫生体系中的地位、作用及运行规律,管理体制、运行机制、监管机制,以探索医院整体发展思路和战略目标等宏观战略研究;法律法规、政策、税收、支付等政策环境,群众卫生服务需要、需求等社会环境,经济环境,竞争环境等环境研究。服务体系研究包括医疗服务体系、区域医疗规划及资源配置、城乡医疗服务网、医院分级管理等。微观运行管理研究主要包括,运用管理学基本理论,研究医院管理的各个环节,领导,计划,决策,控制,效率(人员、设备的利用),医院业务流程管理等;组织人事管理,经营管理,质量管理,财务管理,信息管理,后勤管理等。

(二)医院管理学的学科体系

医院管理学的研究内容非常广泛,有必要对其学科体系进行划分,明确该学科的研究对象、研究范畴及其之间的有机联系,促进医院管理学的学科建设和发展。关于医院管理学的学科体系目前国内外还没有形成完全一致的看法,有以医院科室和部门设置为基础进行分类的,如医疗科室管理、医技科室管理、护理管理、病案管理等;也有划分为业务管理、行政管理、经济管理等;这些分类方法概念不够清晰,难以形成理论体系。为了突出医院管理的理论性、整体性、层次性、实践性及实用性等特点,多数医院管理研究者将其分为综合理论和应用管理两大部分。

1.综合理论部分

综合理论部分也称之为医院管理学总论,主要研究医院管理的基本原理与医院概论等基本理论问题,包括医院管理学的概念、研究对象、学科体系与发展,医院管理职能和方法、医院管理的政策等。

医院概论主要从社会角度来研究医院这个特定系统的一般规律,主要包括医院的发展历史、定义和类型、性质、地位、工作特点、任务和功能、医院管理的方针政策、医院发展趋势、医疗法规等。

此外,还要研究医院体系的管理,包括医院管理体制、治理机制、补偿机制、运行机制和监管机制,医院服务体系的布局与发展规划、医院资源的筹集与使用

（如医疗保障制度、医院支付方式改革等）、城乡医疗服务网建设和医院之间协作等。

2.应用管理部分

应用管理部分也可以称为医院管理学各论，主要研究医院管理这个系统中既相互联系又有区别的各个要素及其之间的关系等。这些要素管理主要有组织及人力资源管理、质量管理（医疗管理、技术管理、质量改进、安全管理）、信息管理、财务与经营管理（即经济管理）、科教管理、后勤管理（包括物资设备、后勤保障）等。由这些要素形成各个专业的管理，有些专业管理又可以分为若干子系统。

（1）组织管理：为了实现医院目标，将医院的人员群体按照一定的功能分工划分成相应的组织机构并有机结合，使其按一定的方式与规则进行活动的集合体。医院组织机构设置是医院进行各项活动的基本条件，医院组织管理也是整个医院管理的基础。

（2）人力资源管理：人力资源是任何组织中的第一资源，在医院中则更为重要。医院人力资源管理包括人员的录用、培养、使用等相关的体制和激励约束机制、人员的编配、职权的划分、医德医风建设等。

（3）质量管理：对医院活动全过程进行组织、计划、协调和控制，从而提高技术水平、医疗质量和技术经济效果，包括医疗服务的及时性、有效性、安全性，患者的满意度，医疗工作效率，医疗技术经济效果等内容，可以具体划分为医疗管理、技术管理、质量改进和安全管理。

（4）信息管理：信息处理、信息系统的建立和情报资料的管理，例如，医院统计、病案管理、资料管理等。它作为一项专业管理，贯穿在各项专业及其相互联系中。

（5）财务管理：进行经济核算和成本核算，降低医疗成本，避免浪费。管好用好资金，合理地组织收入和支出，以较少的财力和物力发挥较大的医疗技术经济效果，保证医疗业务的开展及发展业务的需要。

（6）经营管理：从医院经济实体性的角度，将医院经济活动与医疗服务活动相结合，社会效益与经济效益相统一基础上的经济管理过程。医院经营主业是医疗业务，同时有科研、教学、预防保健服务、医药器材物品生产与加工，以及其他生产经营活动。

（7）科教管理：将现代管理学原理、方法应用于医院的科技活动及教学中，调动临床科技人员和医院有关部门的积极性，实现在科技活动中各要素的最佳组合并发挥最大效能。内容包括医院科研规划及实施管理、科研制度管理、科研人才管理、科研经费管理、临床医学教育管理、住院医师规范化培训、继续医学教育管理等。

(8)后勤管理:围绕医院的中心任务,对医院的能源供给、环境卫生、保养维修、车辆调度、生活服务、药品器材、医疗设备等进行计划、组织、协调和控制,以保障医院工作的顺利进行,可以划分为总务保障管理、物资管理和设备管理。

医院管理系统各部分可以有各自的目标,但医院作为一个整体系统则有一个总的目标,医院各个子系统的运行和各项专业的管理都必须围绕医院总体目标的实现而进行。医院各项专业管理各有特点,但又密切联系,在实际管理工作中相互交叉、难以分割。不同历史时期,医院管理学研究的内容也各有侧重。在新的形势下,"以人为本"的服务观与"以患者为中心"的医疗观已成为医院管理研究的主旋律。如何完善医疗服务体系,改革医院管理体制和治理、运行、补偿和监管机制,转变医院发展模式,加强医院内部管理,减轻患者负担等已经成为当前医院管理研究的重要内容。而关于医院质量管理、医院经营管理、医学科技与教育、职业道德建设、医院管理理论等的研究,则是医院管理学研究的长久课题。

四、医院管理学的研究方法

目前我国医院管理正处于从经验管理向科学管理的转变之中,医院管理实践中产生许多新的问题,迫切需要从医院管理学学科发展的角度进一步研究,这就必然需要了解医院管理学的一般研究方法,属于方法论中一般科学方法论和具体科学方法论的范畴。医院管理学是一门交叉学科,其研究方法多为借鉴管理学、社会学、经济学和医学等学科的理论和方法,结合医院管理的特点和规律,研究解决医院管理中的问题。主要方法可以分为定性研究和定量研究。

(一)定性研究方法

定性研究方法是社会学常用的一种探索性研究方法,多运用在关于事物性质的研究。通常是根据研究者的认识和经验确定研究对象是否具有某种性质或某一现象变化的过程及原因。定性研究方法主要是通过特定的技术或方式获得人们的一些主观性信息,对特定问题的研究具有相当深度,通常是定量研究的先前步骤。常用的定性研究方法如下。

1.观察法

观察法是社会学研究的最基本方法之一,它不同于日常生活中的一般观察,而是一种有意识的系统行为。定性观察法是指在自然状态下对研究对象的行为和谈话进行系统、详细的观察,并记录其一言一行。

2.访谈法

访谈法是指研究者在一定的规则下,按照事先确定的目的和内容,面对面地询问被访者并通过与其交谈获取有关信息的方法。可以分为非结构式访谈、半结构式访谈和结构式访谈,通常与观察法结合使用。

3.专题小组讨论法

专题小组讨论法也称焦点小组讨论法,是由一个经过训练的主持人以一种无结构的自然形式召集一小组同类人员(通常不超过 12 人),对某一研究专题在主持人协调下展开讨论,从而获得对讨论问题的深入了解的一种定性研究方法。该方法常用于收集目标人群中较深层次的信息,定性了解人们对某问题的看法和建议等。经常作为定量调查的补充。

4.选题小组讨论法

选题小组讨论法是一种程序化的小组讨论过程,召集 6~10 人来讨论某个特定问题的有关方面及原因,并对其进行收集判断,以确定优先方案,该方法既提供了表达个性和权威的机会,也照顾到了大多数人的意见,常用于社会需求评估。

5.文献分析方法

文献分析方法是通过查阅有关文献资料或记录,在较短时间内尽快了解某个研究问题相关情况的一种方法,是开展各种研究通常必不可少的一种重要方法。

6.德尔菲法

德尔菲法是一种预测和决策的方法,通过匿名方式,让专家独立地针对一个问题进行思考,并采用信函方式与研究者建立信息联系。研究者对信函信息汇总整理并将主要结果反馈给各位专家,供专家再次分析判断,反复多次后,专家意见趋于一致。该方法通常用于预测领域,也可广泛应用于各种评价指标体系的建立和具体指标的确定过程。

7.新发展的研究方法

新发展的研究方法主要有头脑风暴法、SWOT 分析法、利益相关者分析法、情景分析法等。

(二)定量研究方法

定量研究方法是指运用概率论及统计学原理对社会现象的数量特征、数量关系及变化等方面的关系进行研究,并能用定量数据表示结论的一种研究方法。该方法使人们对社会现象的认识趋向精确化,与定性研究相结合以进一步准确把握事物发展的内在规律。

常用方法有系统分析法、预测分析法、投入产出分析法、统计分析法和层次分析法等。

第三节 医院管理学的方法论与基本原则

一、医院管理学的方法论

方法论是指认识世界和改造世界的一般方法,在不同层次上有哲学方法论、一般科学方法论、具体科学方法论之分。关于认识世界、改造世界、探索实现主观世界与客观世界相一致的最一般的方法理论是哲学方法论;研究各门学科,带有一定普遍意义,适用于许多有关领域的方法理论是一般科学方法论;研究某一具体学科,涉及某一具体领域的方法理论是具体科学方法论。三者是互相依存、互相影响、互相补充的对立统一关系。哲学方法论在一定意义上带有决定性作用,它是各门科学方法论的概括和总结,是最为普遍的方法论,对一般科学方法论和具体科学方法论有着指导意义。

每一门学科都有其方法论,也就是总的指导思想和原则。研究我国医院管理,其方法论应该包括,必须从我国的国情和医院发展的实际出发,掌握有关社会科学、现代管理科学和医学科学等知识,并以此为基础,运用一般科学研究的基本方法,如定性调查的方法、统计和实验等定量的方法、综合分析的方法等。同时要研究现代管理科学在医院管理中的应用,紧密结合国情和实际,借鉴国外一切先进的科学管理理论和经验。重视我国医院管理的实践经验,全面理解医院作为社会事业重要组成部分的性质,坚持社会效益第一的原则和促进人民健康的根本宗旨,合理运用医院管理的相关理论和方法。

二、医院管理学的基本原则

医院管理学作为一门科学,其发展既要遵循哲学层面的普遍客观规律、也要遵循管理科学的一般规律,还要紧密结合本学科领域的特点。医院管理学的发展应坚持以下原则。

(一)遵循医院管理客观规律

马克思主义认为,规律是事物、现象或过程之间的必然关系。规律具有本质性的内部联系,也是现象间的必然关系,是现象中的普遍东西。管理作为一门科学,存在不以人们意志为转移的客观规律。医院管理者的责任就是要正确认识并把握医院管理的客观规律,运用科学管理方法,使医院良好运行并实现其发展目标。切忌脱离客观实际、主观随意。

(二)坚持发展的观点

一切客观事物都处在不断运动、发展、变化之中,因此医院管理必须与不断发展变化着的客观实际相适应。医院管理的对象是发展、运动着的,新情况、新问题不断出现,发展观点强调管理上的动态性、灵活性和创造性。要始终坚持发展的观点,改革创新,切不可满足现状,墨守成规,停滞不前,思想僵化。

(三)坚持系统的观点

所谓系统,一般是指由相互作用和相互依赖的若干组成部分相结合而成为具有特定功能的有机整体,任何系统都不是孤立的,它总是处在各个层次的系统之中,它在内部和外部都要进行物质、能量、信息的交换。所谓系统的观点,就是把所研究的事物看作是一个系统。医院正是这样一个系统,因此研究医院管理必须坚持将医院作为一个整体系统加以研究。医院作为一个系统,由人员、设备、物资、经费、信息等要素组成,并按功能划分为若干子系统及更小的子系统,形成层次结构。

(四)坚持"以人为本"的理念

人是一个系统中最主要、最活跃的要素,也是一切活动的最重要资源。重视人的因素,调动人的积极性,已成为现代管理的一条重要观点。传统管理以管理事务为主体,现代管理则发展到以人为主体的管理,即只有充分调动人的积极性、主动性、创造性,才能实现管理的目标。在医院系统中,服务提供者是医院员工,服务对象是病患中的人,这就要求在医院管理中既要充分调动医院员工的积极性、主动性和创造性,又要切实尊重患者,服务患者,真正做到"以人为本"。

(五)遵循医疗行业特点

医疗行业作为一个服务行业,有其显著特点。医院是一个劳动、知识和资金密集型兼有的组织,对生产诸要素中劳动力素质的依赖更为明显;医疗服务具有明确的区域性、连续性、协调性和可记性等特点,且调节供需矛盾的方法少、效果差、难度大和周期长;医疗服务的产出直接依赖消费者的协作,医疗服务消费者严重依赖提供者;由于医疗服务的需求弹性较小,医疗服务的价格和服务的效用、意愿之间的关系并不紧密。医院提供的服务是直接面对消费者的即时性供给,具有明显的不确定性、专业性、垄断性和不可替代性,同时责任重大、客观上要求无误和完整,还有部分福利性的特点。医疗服务的需求者具有明确的目的性,即以较少的花费治愈疾病;但其寻求服务的过程则是盲目的、被动的和不确定的;同时医疗服务要求公益性和公平性,往往表现为第三方付费。

医疗服务具有其他服务性行业难以比拟的复杂性,医院管理者要认真研究。

(六)坚持一切从实际出发

医院管理研究在我国还是一门新兴学科,其理论体系、研究方法还很不完善,大多是直接学习和借鉴其他一些学科的理论和方法,尚未形成独立的学科体系。在这样一个阶段,我们必须加强医院管理理论的研究,同时又要认真总结我国医院改革发展的经验和教训,紧密结合医药卫生体制改革的实际,坚持理论研究与医院实践相结合。在研究方法上,要坚持定性与定量研究相结合,针对研究问题,采取适宜研究方法。在推进医院改革发展中,要坚持借鉴国际经验与开拓创新相结合,既要从中国国情出发、坚持走中国特色的创新之路,又要学习借鉴国际的先进经验,同时避免其已走过的弯路。

第四节 医院管理的职能

所谓职能是指人、机构或事物应有的作用。管理职能是管理系统功能的体现,是管理系统运行过程的表现形式。管理者的管理行为,主要表现为管理职能,每个管理者工作时都在执行这些职能中的一个或几个。医院管理的职能主要是管理职能在医院工作实践中的运用,通常包括计划职能、组织职能、控制与协调职能、激励职能、领导职能等。现结合医院管理的具体内容,逐一做出说明。

一、计划职能

计划是管理的首要职能。计划是对未来方案的一种说明,包括目标、实现目标的方法与途径、实现目标的时间、由谁完成目标等内容,是管理工作中必不可少的重要内容。计划贯穿于整个管理工作中,具有如下特点:目的性,即计划工作为目标服务;第一性,管理过程中的其他职能都只有在计划工作确定了目标后才能进行;普遍性,计划工作在各级管理人员的工作中是普遍存在的;效率性,计划要讲究经济效益;重要性,计划是管理者指挥的依据,进行控制的基础。

计划工作也是医院管理的首要职能,主要包括确定医院目标、实现目标的途径和方法等,而目标又可分为医院的整体目标和部门的分目标。按照计划所涉及的时间分类,可以分为长期计划、中期计划和短期计划。长期计划是战略性计划,它规定医院在较长时期的目标,是对医院发展具有长期指导意义的计划;短期计划通常是指年度计划,它是根据中长期计划规定的目标和当前的实际情况,对计划年度的各项活动所做出的总体安排。中期计划介于长期计划和短期计划之间,是指今后一段时间内,医院的发展步调、重点任务等。

按照计划内容来分,可分为整体计划和部门计划。整体计划是对整个医院都具有指导意义的计划,如医院总体发展规划。部门计划是医院科室和部门的工作计划,如医疗计划、药品计划、财务计划、人员调配计划、物资供应计划、设备购置计划、基建维修计划等。

计划工作是一种特定的管理行为,是医院各级管理者所要完成的一项劳动,是一种预测未来、设计目标、决定政策、选择方案的连续程序。所以在制订计划和目标时,要进行调查研究和预测,并在此分析比较的基础上,做出最优的选择。

二、组织职能

组织是为达到某些特定目标,经由分工和合作及不同层次的权利和责任制度而构成的人的集合。实现计划目标,要建立有效的、连续性的工作系统。这个系统包括体制、机构的建立和设置,工作人员的选择和配备,规定职务、权限和责任,建立工作制度和规范,同时建立有效的指挥系统,使单位的工作有机地组织起来,协调地发展。组织有以下基本含义:目标是组织存在的前提,组织是实现目标的工具,分工合作是组织运转并发挥效率的基本手段,组织必须具有不同层次的权利和责任制度,组织这一工作系统必须是协调的。

医院组织是指为了实现医院目标,以一定的机构形式,将编制的人员群体进行有机的组合,并按一定的方式与规则进行活动的集合体。医院组织是组成医院的基本机构,是医院进行各项活动的基本条件,也是整个医院管理的基础。医院组织设置的原则主要考虑以下几点:管理宽度原则,一个领导者有效指挥下属的人数是有限的;统一指挥原则,一个人只能接受一个上级的命令和指挥;责权一致原则,赋予责任的同时,必须赋予相应的权力;分工协作的原则,按照不同专业和性质进行合理分工,各部门也要协调和配合;机构精简原则,保证机构正常运转情况下配置少而精的管理人员。

医院组织机构的设置,要从医院的工作性质和任务规模出发,适应自身的职能需要。组织工作就是为了实现医院的共同目标,需要建立有效的、连续性的工作系统,而建立这个系统所采取的行动过程。医院组织工作的一般程序为确定医院目标、设置组织结构、合理配置资源、授予相应权责利、协调沟通各方关系等。

三、控制与协调职能

控制是指组织在动态变化过程中,为确保实现既定的目标,而进行的检查、监督、纠偏等管理活动。控制就是检查工作是否按既定的计划、标准和方法进行,若有偏差要分析原因,发出指示,并做出改进,以确保组织目标的实现。它既是一次管理循环过程的重点,又是新一轮管理循环活动的起点。按照控制活动的性质分,可分为预防性控制、更正性控制;按照控制点的位置分,可以分为预先控制、过程控制、事后控制;按照信息的性质分,可以分为反馈控制、前馈控制;按照采用的手段分,可以分为直接控制、间接控制。

医院不论是惯性运作还是各项工作计划的执行,都必须在有控制的条件下进行。医院内的控制通常可以分为三种,一是事前控制,又称前馈控制,是指通过情况观察、规律掌握、信息收集整理、趋势预测等活动,正确预计未来可能出现的问题,在其发生之前采取措施进行防范,将可能发生的偏差消除在萌芽状态,如制定实施各种规章制度,开展医疗安全、药品安全、预防医院感染等活动。二是过程控制,又称事中控制,是指在某项经济活动或者工作过程中,管理者在现场对正在进行的活动或者行为给予指导、监督,以保证活动和行为按照规定的程序和要求进行,如诊疗过程、护理过程等。三是事后控制,又称后馈控制,是指将实行计划的结果与预定计划目标相比较,找出偏差,并分析产生偏差的原因,采取纠正措施,以保证下一周期管理活动的良性循环,如医疗事故处理等。

医院进行控制的方式主要有利用医院信息系统,进行各类绩效考核等。控制是一种有目的的主动行为。医院的各级管理人员都有控制的职责,不仅对自己的工作负责,而且必须对医院整体计划和目标的实现负责。控制工作离不了信息的反馈,在现代化医院中建立医院信息系统将会成为管理者进行控制工作,保证管理工作沿着医院的目标前进的一种重要手段。

协调就是使组织的一切工作都能和谐地配合,并有利于组织取得成功。协调就是正确处理组织内外各种关系,为组织正常运转创造良好的条件和环境,促进组织目标的实现。包括组织内部的协调、组织与外部环境的协调、对冲突的协调等。协调也可以说是实现控制的一种重要手段,与控制相比有更好的管理弹性。

四、激励职能

激励是指人类活动的一种内心状态,它是具有加强和激发动机,推动并引导行为使之朝向预定目标的作用。激励有助于激发和调动职工的积极性,这种状态可以促使职工的智力和体力能量充分地释放出来,产生一系列积极的行为;有助于将职工的个人目标与组织目标统一起来,使职工把个人目标统一于组织的整体目标,激发职工为完成工作任务作出贡献,从而促使个人目标与组织目标的共同实现;有助于增强组织的凝聚力,促进内部各组成部分的协调统一。

医院管理者要对职工进行培训和教育,充分激励职工的积极性、创造性,不断提高业务水平,更好地实现目标。正确的激励应遵循以下原则:目标结合的原则,将医院组织目标与个人目标较好的结合,使个人目标的实现离不开实现组织目标所做的努力;物质激励与精神激励相结合的原则,既要做好工资、奖金等基本物质保障的外在激励,也要做好满足职工自尊心和自我实现的内在发展激励;正负激励相结合的原则,即运用好奖励和惩罚两种手段进行激励约束。

目前医院激励职工的手段与方法包括:①物质激励,在物质激励中,突出的是职工的工资和奖金,通过金钱的激励作用满足职工的最基本需要;②职工参与管理,参与管理是指在不同程度上让职工和下级参与组织决策和各级管理工作的研究和讨论,能使职工体验到自己的利益同组织利益密切相关而产生责任感,职工代表大会是目前医院职工参与管理的主要形式之一;③工作成就感,使工作具有挑战性和富有意义,满足职工成就感的内在需求,也是激励的一种有效方法;④医院文化建设,通过建设富有特色的医院文化,增强职工的凝聚力和归属感,从精神上激励职工产生自尊和责任感。

五、领导职能

领导是在一定的社会组织或群体内,为实现组织预定目标,领导者运用法定权力和自身影响力影响被领导者的行为,并将其导向组织目标的过程。领导的基本职责,是为一定的社会组织或团体确立目标、制定战略、进行决策、编制规划和组织实施等。

领导职能是领导者依据客观需要开展一切必要的领导活动的职责和功能,医院领导的基本职能包括规划、决策、组织、协调和控制等。有效的领导工作对于确保医院高效运行并实现其目标至关重要。在医院经营管理活动的各个方面都贯穿着一系列的领导和决策活动。例如,办院方针、工作规划、质量控制、人事安排、干部培训、财务预算、设备更新等都要做出合理的决定。从我国医院管理现状来看,领导者在现代医院管理中的作用越来越大,地位也越来越重要。领导的本质是妥善处理好各种人际关系,其目的是形成以主要领导者为核心、团结一致为实现医院发展目标而共同奋斗的一股合力。

我国医院的领导体制也在不断变化之中。自 1991 年以来,我国公立医院的领导体制多实行院长负责制,也有少部分为党委领导下的院长负责制;而在一些股份制医院、民营医院、合资医院则有不少实行的是董事会领导下的院长负责制。院长负责制是目前我国医院领导体制的主体形式,在该体制下医院院长对医院行政、业务工作全权负责,党委行使保证监督的职能,职工通过职工代表大会参与医院的民主管理与民主监督。公立医院院长受政府或其下属机构委托全权管理医院,对行政、业务工作全面负责,统一领导。当前,新一轮的医药卫生体制改革正在全面深化的过程中,我国医院的领导和管理体制也必将会随之发生相应的改变。

第五节　医院的产生和发展

医院的产生和发展,与疾病流行和防治的需要、社会经济的发展、政治文化的变革、科学技术的进步,尤其是医药学的进展密切相关。医院的演变过程大致可分为 4 个阶段。

一、医院萌芽阶段

医院作为医疗机构的一种基本组织形式,其功能和性质并非从一开始就很完备,而是经过一个漫长的历史发展过程才形成的。至于医院究竟起始于哪个年代,医院的雏形又在何时形成的,并无确切记载。1914 年法国考古学家

C.H.Begonen在图卢兹城南发现1.7万年以前冰河时期的医人壁画,这是至今发现的最早的关于医院的记载。人们还通常认为作为人类文明摇篮之一的底格里斯河和幼发拉底河流域也是医疗的起源地,作为美索不达米亚文明重要内容的医学从在努佛志发现的泥板上的楔形文字记载上得到证实,早在公元前3 000年以前就刻记了一本常规的治疗手册,这是世界上最古老的医书记载和药方集。但通常认为医学的鼻祖是古希腊医学的代表人物希波克拉底(Hippocrates, BC460-BC377)和古罗马医学的代表人物盖伦,尤其是盖伦的解剖学,对医学的发展起着十分重要的推动和导向作用。

有人认为,古代医院的萌芽首先与宗教密切相关,当时人们认为疾病的发生是对天神的邪念,是鬼魔缠身,是犯有罪孽受到应有的惩罚。根据记载,最早设立医院的是古印度。印度流域的文明大约在公元前2 000年已达到顶峰。在大约公元前1 500年的吠陀时代(Vedic era)的名为《吠陀》(Veda)的梵文圣书记载了印度医学发展的丰碑,但巫术信仰、魔鬼畏惧的祈祷放在首位。印度是最早出现医院雏形的国家,约于公元前560年至公元前480年在佛陀释迦牟尼(Gautama Buddha)的教导下建立了医院,这要比西方大陆的医院约早1 000年。佛教寺院以慈善事业为宗旨,兼治患者并在寺院中留宿,这是医院的一种重要起源形式。在西方,最早见于修道院中附设的"病院"(sick-wings),有的称为专门医院(proper hospital)。最著名的12世纪鲁派茨贝格女修道院(the Rupertsberg convent)院长卞琴(Hildegard von Bingen),就是创办医院的典范。到了13世纪后半叶,称为圣灵教会(Order of the Hosy Ghost)的教会组织下设1 000多个附属机构,它们就是现代医院、孤儿院和贫民院的前身。十字军东征(the Crusade)期间(公元11世纪末至13世纪末)造成大量患病和体弱者,导致成立大量教团。1099年成立"圣约翰医院骑士教团"(the Order of the Knights of the Hospital of St.John,简称Hospitaller,其意为慈善收养院);12世纪初成立"十字军圣殿骑士救护团"(the Order of the Temple,简称Templars,其意为寺庙收养院)和"恶疾救护团"(the Order of Lazars,简称Lazaret,其意为传染病收容院,当时主要指收容麻风患者);12世纪末叶出现的"条顿骑士救护团"(the Teutonic Order)和"圣灵骑士救护团"(the Order of the Holy Ghost),上述这些圣灵教团开设的医院不仅照料患者,还收留弃婴、孤儿、穷人、残疾人、衰老者和流浪者。

欧洲的中世纪被称为黑暗时代(the Dark Era),不但科学技术发展受到宗教桎梏的影响而发展甚慢,而且出现两次疾病大流行。第一次是在西罗马灭亡(公元476年)不久,东罗马贾斯廷朝代(the Justinian)发生的鼠疫到800年以后又一次猖獗流行,从1347年起蔓延到印度、俄罗斯等地,夺去了4 200万人的生命。第二次就是夺去欧洲1/4人口的黑死病(the Black Death)流行。两次鼠疫大流行对欧洲医院的建立和发展起着重要的作用。欧洲疾病流行还发生于13世纪后叶至14世纪初的麻风病大流行,圣拉扎罗斯修道院(the Holy Lazarus Convent)成为闻名于欧洲的麻风病院(Lazar House),并建立收治麻风患者的麻风村(Leprosorium)和麻风屋(Leper-hut);15世纪末首先发现于英国的神秘的"英国出汗病"(the English Sweeting sickness,又称Sudor amglicus),这种主要侵犯青壮年的以极度寒战、高热和出奇臭汗为主要症状的高度传染性的疾病再次使欧洲处于极度恐慌之中,时疫大流行推进了医院的发展。

我国是医院萌芽产生最早的国家之一。据记载,秦汉时期(公元前221至公元220)就有宫廷医疗组织,其医事制度随着朝代更换而变化。秦有太医令,丞主医疗;西汉太医令则丞有二,一属太常(即太医院)、一属少府(即宫廷药房),并设太医令、太医丞、药丞、方丞等官职,分别担任医处疗、处方等医职,直至晋代、南北朝都沿用此制度,其服务范围也逐渐延伸到宫廷以外。隋唐时,设立太医署,它是国家最高医疗机构,由令、丞、医监、医院,掌管医事政令,各地都普遍设立医院和药局。此外,公元2年,汉朝建立了我国最早的收容传染病的隔离院;东汉时(公元162年)建立了类似军医院的机构,称"庵芦";这种军医院至元朝已基本健全,成为专门收治患病军人的"安乐堂"。隋唐时代开始设立收容麻风患者的"疠人坊",收治普通患者的慈善机构"悲田坊",以后又出现养病坊、福田坊、广惠坊、安济坊、安乐坊、慈幼局、养济院等医疗组织。

综上所述,国内外的历史证明,医院的萌芽和形成与宫廷、宗教和时疫密切相关。宫廷医院的诞生是出于为统治阶级少数人服务的目的,宗教医院的出现是建立在慈善济贫的人道基础上的,时疫流行促使医院的发展是疾病防治的需要,这充分反映医院的萌芽形成从一开始就打上了时代性、阶级性和人道主义的烙印。

二、医院形成阶段

14—16世纪,文艺复兴运动的狂飙有力地推动科技文化和医学的发展,使初步形成的医院日趋完善,尤其是维萨留斯的解剖学,威廉·哈维的血液循环理论和人体胚胎学,雷文虎克发明的显微镜,现代临床先驱布尔哈维的贡献,西德纳姆(Thomas Sydenham)的病理学先驱,哈勒(Albrecht Haller)对生理学的贡献,施旺的细胞组织学,维也纳医学院临床体制的建立,法国皇家外科研究院的成立,莫尔干尼的病理解剖学,奥恩布鲁格发明的叩诊,医伯纳德(Claude Bernard)创导的现代实验生理学,雷奈克发明的听诊器,都对医院进入高速的发展作出了贡献。

1789 年,法国大革命的胜利,为医院的发展提供了客观条件。法国医师比奈尔(Philippe Pine)将惨无人道的精神患者收容所改造成为精神病医院,这种将实际上的精神病患者监狱变为医院的哲理观点对医院管理带来了深刻的影响。几乎在同时,法国医师卡巴尼斯(Cabaniss)发表了《对巴黎医院的意见》,系统地、科学地提出了改善医院必要条件的措施,并在担任巴黎市医院管理局局长时对医院管理作出显著贡献。维也纳总医院院弗旨兰克(Johann Peter Frank)提出了国家卫生福利制度,并把医院与卫生监督、预防疾病结合起来,1779 年出版了《系统全面的医疗政策》(A Systematic and Comprehensive Medical Policy)一书,对如何改善医院业务管理系统、加强患者护理和树立良好医风等问题提出了系统的论点。1803 年,拿破仑颁布了医学教育和医院事业管理的法律,对医院事业进行统一管理,这标志着医院进入初期形成时期。

三、近代医院阶段

从 19 世纪 70 年代开始,随着社会经济文化和科学技术的迅猛发展,尤其是医学科学技术的大进展:①科学家发现了人群大部分的传染病病原体,如结核、痢疾、白喉、伤寒、脑膜炎等,并在灭菌法方面有明显突破;②生物电的发现,促进各种生理检查仪和示波仪的诞生;③物理诊断技术应用,尤其是放射(X 线)和放射性元素等;④化学疗法的诞生,尤其是弗莱明(Alexander Fleming)发现青霉素;⑤以南丁格尔(Florence Nightingale)为代表的现代护理的创建,形成比较完整和系统化的医院服务系统,促进了分科化、标准化、集体协作的医院管理的发展和进步。即明确了医护、医技分工,注重医院整体协调功能,建立各项管理制度和技术操作规程,实施标准化管理。

我国近代医院的建立是从外国教会在我国各地设立一批教会医院开始的。西医最早传入中国是16 世纪,意大利传教士利玛窦(Ricc Matteo)1583 年来华,以后又有艾儒略(Aleni Julio)来华,他们除在澳门设立传教点外,还在重庆、韶关、南昌、南京、北京、上海等地建立活动中心。18 世纪以后,英美代替了意、葡、西等国。1807 年,英国传教士马礼逊(R.Morrison)到广州传教,1820 年伙同李湿斯顿(T.R.Levinstone)在澳门开设了一个小医院,以后发展为马礼逊医学院,迁至香港。1827 年,美国传教士派克(P.Parker)在广州开办眼科医院(后改为博济医院)。鸦片战争后,《南京条约》开放广州、福州、厦门、宁波、上海为通商口岸,允许外国人设立教会和医院。1844年,美国罗克哈特(Lockhart)在上海开设了仁济医院,1861年,他又在北京设立了立施医院;1865年,美国圣公会在上海开设同仁医院;1867年,英国长老会在汕头设立高德医院;1879年,英国圣公会在杭州设立广济医院(即现在浙江大学医学院附属二院);1882年,英国苏格兰教会在沈阳设立盛景施医院,以后在各地尤其是沿海城市设立了多个教会医院,例如,1907年的上海广慈医院(现上海交通大学医学院附属瑞金医院);1908年德国人在上海设立的同济医院;1918年美国人在北京开办的协和医院。据1876年的统计,外国人在我国开办的教会医院有16所,诊所24个;据1905年的统计,教会医院增加到166所,诊所241个。外国教会还在广州开设了博济医学校(1866年)、夏葛医学院(1899年)、光华医学院(1908年),在北京成立协和医学校(1906年),在上海开设震旦医学院(1899年)、圣约翰大学医学系(1908年),在成都设立了华西协和大学医学院(1910年)、福州成立了大同医学堂(1911年)。据1915年的统计,外国教会在我国开设了23所医学院校。教会医院的建立对推动我国医院事业的发展起了一定的作用,但中华人民共和国成立前我国医院事业的发展是较缓慢的。据统计,1949年全国共有各种医疗卫生机构3 670个,床位84 625张,其中县和县以上医院有2 600个,床位80 000张,这些医院74.8%集中在城镇。中华人民共和国成立以后,在党和政府的领导下,我国的医疗卫生事业得到显著发展。据统计,截至2022年底,全国共有医疗机构103.3万个,其中医院3.7万个,拥有医院床位975万张,卫生技术人员1 153万人。

四、现代医院阶段

20世纪70年代以来,世界社会经济格局的巨大变化,科学技术的突飞猛进,促进医院现代化的发展。医院现代化的主要特征:①诊疗技术的现代化,例如,各型B超、CT、ECT、PECT、磁共振、中子治疗仪、伽马刀等,都给医院诊疗技术手段和方法增添了质的变化,各种自动分析仪的使用,使医务人员在短时间内获取大量患者的疾病信息,提高了诊疗水平;②医院专科分化与整合,分科越来越细,既高度分化,又高度整合,如分子生物学、遗传学、免疫学等,充分发挥了现代医院的高科技功能;③预防保健功能增强,在社区保健和三级社会预防中充分发挥医院的社会保健功能;④经营管理高效,应用现代化的管理技术和方法,尤其是随着医院信息系统的完善和数字化医院的建设,社会效益和服务效能都得到显著提升。

从目前我国医院现状来看,大部分省市级医院已具备或基本具备向现代化医院过渡的条件,尤其是一些国家重点医疗教学基地,通过加强管理、深化改革、完善机制等重要措施,可争取早日跻身于世界先进行列。但是大多数医院,尤其是县以下医院,还应从实际出发,坚持适宜技术,决不能走脱离我国国情和医疗资源配置明显不合理和浪费或只为少数人服务的错误道路。医院现代化是一个逐步实现和逐步创造条件争取实现的不断发展过程,决不能脱离我国初级阶段的最大国情,在这个过程中特别要处理好硬件与软件的关系。

总之,医院的发展受社会经济、科学、文化的制约。医院的发展必须与医学科学技术的发展相适应,也可以说医学技术的发展是医院发展的基本要素。

第二章

医院信息系统管理

第一节 医院信息系统的管理模式概述

一、医院信息系统管理模式的内涵

管理模式是在管理人性假设的基础上设计出的一整套具体的管理理念、管理内容、管理工具、管理程序、管理制度和管理方法论体系。医院信息系统的管理模式就是在医院管理理念的指导下在医院信息系统管理过程中固化下来的一套操作系统,与管理模式有关的英文表达有管理交流(management system)和管理模型(management model)。它可以用公式表述为:管理模式＝管理理念＋系统结构＋操作方法,可简单表述为:管理模式＝理念＋系统＋方法。

下面将简单介绍医院信息系统管理模式的要义。

二、医院信息系统的管理理念

随着信息技术的迅速发展,信息化、数字化已经进入各行各业和人们生活中的许多方面,我国的医院也不知不觉地进入了数字化和信息化时代。据中国医院协会信息管理专业委员会的调查显示,我国医院信息化建设正处于由管理信息化向临床信息化过渡的阶段,部分有条件的地区和医疗机构已在开展区域卫生信息化的实践探索工作。医院在实施信息化系统工程的过程中,经验在不断累积,其信息环境、信息意识以及管理理念都发生着积极的变化。

医院信息系统的管理理念总结起来主要体现以下几方面。

(一)医院的发展离不开医院信息系统的有效管理

医院随着自身的发展,需要将各种新技术和医院的需要相结合,通过改造和创新,提高医院的医疗质量、工作效率,提高管理水平,更好地服务于医院外部顾客(患者和社会公众)和内部顾客(医护人员、管理人员等),并提高医院的科研、技术水平。实践证明,医院信息化的水平决定着这些目标实现的程度。

(二)医院信息系统的管理要"以人为本"

医院信息化的一个重要灵魂就是要"以人为本",即以患者为中心,以医务人员为主体,二者并行不悖,有机统一。让患者从进入医院的第一个流程——挂号开始,就可以感受到信息技术带来的便利。同时,还要充分尊重医务人员的价值,帮助他们提供更便利快捷的工作环境,使得医务人员可以更好地为病患服务,最终使患者获益。人性化的思想,要最终落实在人性化的信息系统设计和后期的管理上。

(三)医院信息系统的管理要着眼于资源整合

医院的资源整合涉及学科、人力资源、设备、信息等方面,医院信息系统的管理要以整个医院的科学发展规划为蓝本,为医院的全方位的资源整合提供技术和管理上的支持。此外,医院信息系统的管理还要着眼于区域卫生信息化的目标,协同区域内信息共享工程的实施和管理。

(四)医院信息系统的管理要体现科学性、灵活性

管理是一门科学,它具有科学性和艺术性。医院信息系统的管理只有坚持可持续健康发展的总体目标,执行相关策略和方案,才能破解医院管理中的实际问题。由于信息化规划、设计开发环节,没有充分考虑到医院信息系统的可扩展性、健壮性以及医院经营活动的变化等因素,医院信息系统的管理经常遇到棘手的问题。因此,医院信息系统的管理要能支持以工作流为基础,满足医院业务流程和管理流程的优化、重构等变化的要求,改变传统的模块化管理模式。

三、医院信息系统管理的系统结构

医院信息系统管理的系统结构不同于技术系统结构。根据一般系统结构理论及其延伸的全面关系流管理理论,在给定的系统环境中,系统行为仅由系统基层次上的系统结构决定和支配。社会和组织网络的构成部分之间的关联是通过所谓的关系流(即信息流、物流、资金流、人员流和能量流等)建立起来的,为了理解和控制社会或组织行为,归根到底是理解和控制社会或组织网络的全面关系流。因此,这里的医院信息系统管理的系统结构是指为实现医院信

息系统的科学有效管理,而建立的保障医院信息系统良性发展的医院资源关系结构。医院信息系统管理就是以医院整体与整个医院环境相互关系为出发点,在纵向上按层次进行管理,在横向上分系统管理,在纵向与横向的交错点上按开放动态管理,并在层次与层次之间、子系统与子系统之间、层次与子系统之间的决策、组织、协调和控制的有机性、相关性、联动性等方面进行系统辩证的考量。

四、医院信息系统的管理方法

医院信息系统的管理说到底就是对人的管理,所以任何医院信息系统的管理方法都要首先考虑人的因素。管理方法有行政方法、经济方法、制度方法和教育方法四类。行政方法是通过直接的行政系统采用行政手段作用于管理客体的方法。经济方法是运用奖金、津贴、福利、待遇等手段激励被管理人员的方法,由于这种方法与人们的物质利益紧密相连,对于调动人员的积极性有较大的作用。制度方法又叫"法律方法",是指用一定的规范约束管理客体的方法,它对于保持管理的稳定性、连续性和标准性有很大的作用。教育方法是用不同的形式解决被管理人员思想问题的方法,人们常说的精神激励、思想政治工作、行为科学就属于教育方法。

医院信息系统的管理方法是在医院信息系统管理实践中产生和发展的,一般是综合上述四类方法而制定的符合医院实际和信息化特点的制度规范以及评价工具。比如医院信息系统基础设施运行与管理规范。

实现医院信息系统的科学管理,可以引入备受企业界推崇的全质量管理方法和六西格玛管理方法。六西格玛是一项以数据为基础,追求几乎完美的质量管理方法,通过消除变异和缺陷来实现零差错率。六西格玛可解释为一百万个机会中有 3.4 个出错的机会,即合格率是 99.999 66%,而三个西格玛的合格率只有 93.32%。六西格玛的管理方法重点是将所有的工作作为一种流程,采用量化的方法分析流程中影响质量的因素,找出最关键的因素加以改进从而达到更高的客户满意度。

值得注意的是,我国医院信息系统的管理方法正朝着标准化、规范化的方向发展。

第二节 医院信息系统的开发与实施管理

医院信息系统建设是一项庞大的系统工程,它涉及各层次管理人员、多业务范围、多学科领域,必须严密组织、科学管理和精心操作。严密组织是医院信息系统顺利实施并取得成功的保证。组织工作包括领导与组织实施两个方面。

一、系统软件供应商的选型问题

根据相关文献的报道,目前我国 HIS 企业的数目数以百计;总结过去十年我国医院信息化的历程,由于市场机制的驱动作用形成了今天我国 HIS 系统产业快速增长、百花齐放的喜人局面,但缺少集中、规划和协调统一又成为今天 HIS 市场混乱、高失败率、信息交换困难的根源。在目前市场激烈竞争的状况下,而 HIS 市场的不规范,引发了厂商之间的不正当竞争。软件公司为了生存,盲目签单,没有开发与实施实力,而这又引起了医院客户的应用需求得不到满足,服务不满意,形成恶性循环。因此,综合评价供应商,搞好系统软件选型对于医院的信息系统的开发、实施和应用的成功至关重要。一般需要委托咨询公司或者特别的专家小组来进行综合评判论证。而恰恰当前医院普遍没有对 HIS 的选型与实施的咨询引起重视。

HIS 系统软件供应商的评价工作主要包括如下几方面。

(一)详细考察与评价供应商提供产品的功能

1.观看产品演示和功能讨论

系统演示可以起到一个参考作用,但不能把它与真实系统当作一个概念。可以讨论功能的完备程度,界面的设计,操作的方便灵活性,标准化程度,系统安全性和数据安全性设计等。

2.访问与考察用户

可以找规模、性质、管理体制尽可能接近的医院进行深入细致的访问。看系统运行的状况,实际应用模块的数量等。

3.其他

比较同一系统在不同医院的实现,相同功能模块在不同医院运行的情况。

(二)技术评价

技术评价的主要目的是对 HIS 开发商在系统研发中采用的技术的科学性和先进性进行评价。评价可以围绕以下的主体进行。

(1)系统的体系结构(两层/三层,C/S 或 B/S 或 B/S/C 混合结构),网络结构与协议,主服务器类型等。

(2)操作系统,数据库系统的选择,主题数据库设计水平;系统的标准化程度,开放性。

(3)系统实现的难易程度,系统数据的继承性。

(4)继承程度与外部系统的互联性。

(5)系统运行的可靠性,安全与保密性设计。

(6)操作的方便与系统的实时性设计。

(三)厂商资质评价

1.产品与服务的销售额(市场份额)

当然,并不能把这一因素作为一个重要的依据,在中国目前的 HIS 市场环境下,往往会出现,战线拉得过长,反而对用户后继服务不利的情况。

2.财务状况

判断其持续盈利的能力。产品链,持续的研发能力,新技术的跟踪能力。

3.技术管理能力

文档版本。

4.维护与服务

承诺,组织机构,服务的水平、态度,及时性等。

5.员工素质

包括管理人员、技术人员、服务人员。

(四)报价或投标价格分析

实际上是性价比分析。鉴于目前我国 HIS 产品市场的不成熟性,产品鱼目混珠、价位相差有时大得惊人。与我国企业信息化领域 ERP 市场的状况有些相似。要认真甄别 HIS 产品与服务的价格构成,绝不能认为价位越低越好。价格分析的内容包括:①软件费用评估;②网络和硬件费用评估;③安装和培训费用;④系统支持和维修服务费用。

二、医院信息系统建设中的组织工作

医院信息系统建设中的组织工作,主要是对医院信息系统建设全过程中进行合理的组织,对职员任务、工作计划、人员分工、实施方案等都做出明确的规定,并随时进行必要的调整。

(一)医院信息系统建设中的组织领导

实施医院信息系统是一项重要任务,必须加强领导工作,其中最重要的是坚持"一把手"原则。就是要求主要院领导对系统建设、应用工作的组织协调给予高度重视,亲自参与。主管院领导不仅要从形式上担任医院信息系统建设领导小组组长,而且要真正从思想上和行动上成为医院信息化建设的组织者、领导者和指挥者。要根据系统实施的总体目标,将不同部门的人员组织起来,按照既定的规划和实施计划,有条不紊地进行工作。

医院信息系统的组织工作应遵循组织管理原则,实行责权一致、统一指挥、分工协作,这是有序、高效运行的组织保证。信息技术和通信技术的飞速发展,使阻滞医院信息系统发展的种种技术难题都能得到合理的解决,而真正困扰医院信息系统建设的难题往往不是技术性问题,而是管理、意识、行为等方面的问题。因此,关注和解决医院信息系统建设中的管理、意识、行为等非技术性问题非常重要。

医院信息系统是由相互作用和相互依赖的若干不同层次的子系统组合而成的、具有特定功能的有机整体。创造一个好的软、硬件条件是应用医院信息系统的重要保证。要想顺利有序、快速高效地建立医院信息系统,涉及网络建设、规划计划、软硬件建设、人员培训等一系列工作。更重要的是涉及医院体制、结构、管理模式和运行机制等方面的优化调整和重组。而且,各项工作都要符合规范,以标准和制度为依据,从而保障医院信息系统有条不紊地进行,不致发生相互推诿、人浮于事、质量低劣、信息紊乱等现象。因此,应根据医院规模和系统建设规划,建立相应的领导机构,如医院信息系统建设领导小组和相应的保障小组,按照规划和设计总体方案,精心策划,严密组织,严格管理保证完成各个阶段的任务。

1.医院信息系统建设领导小组成员与职责

医院信息系统建设领导小组组长一般由院长或主管业务的副院长担任,成员包括:医务部(处)主任及主管医疗的助理员、护理部主任及主管护理的助理员、信息科主任、经管科主任、药剂科主任、计算机室负责人等。领导小组的职责是:对医院计算机网络系统建设和应用进行总体规划,审查和制订系统应用中有关的业务功能、技术规范、工作流程、性能指标和工作制度,负责协调解决医院信息系统建设中的重大问题;审核、部署系统建设和应用中的重要活动,如阶段计划、网络管理、系统配置、人员培训等。医务部(处)主管领导负责医疗工作流程优化重组、医疗数据质量管理等。信息科主任负责日常工作的组织协调和管理。计算机室负责人是技术应用的领导者和指挥者,应按应用规模安排好系统配置、系统调试、系统维护、安全管理、人员培训等工作。

2.工程保障小组组织与职责

根据系统建设阶段性任务的需要,建立若干保障小组。保障小组包括工程技术组、行政协调组、技术维护组、模拟运行组等。各组责任到位、密切配合。各组的成员和主要任务如下。

(1)工程技术组:组长一般由计算机室负责人担任,成员主要是计算机工程技术人员,还可临时聘请既熟悉计算机技术,又熟悉医疗专业的科室人员。该组全面负责信息系统工程建设技术方面的实施工作,负责医院信息系统安装调试、技术维护等工作。

(2)技术保障组:组长由计算机工程技术人员兼任;成员有药品管理人员、卫生经济管理人员、卫生统计人员,医疗护理管理人员。主要负责相关数据库字典的建立和维护,协助工程技术组做好基础工作或其他日常工作。

(3)模拟运行组:组长由计算机工程技术人员兼任,或由机关职能部门人员担任。本组主要任务:一是负责相关子系统应用软件的试运行,校验应用软件之间的对应关系,找出运行中存在的问题,与工程技术组共同协商解决办法或上报;二是筹划和安排人员培训中的应用示范。

(4)行政协调组:由医院领导、部门领导、机关干部、信息科有关人员组成,全面负责医院信息系统建设中的行政管理、组织协调、实施运作等非技术性问题。尤其在工程建设初期,要对原有的管理模式、工作流程做较大的改动,这涉及各部门的人员调整、工作量调整等一系列问题。协调科室之间、专业之间、上下之间、个人之间的关系需要花费大量的精力。因此,行政协调组就要行使最高组织权力,充分做好协调工作。

(5)质量监控组:应由主持医疗工作的院领导任组长,成员有医务处、统计室、卫生经济管理科、药剂科等单位的负责人。本组负责医院信息系统网络的各类数据、信息质量,检查收费管理、药品管理等执行情况,利用网络监控各种问题,并立即通知当事人予以纠正。特别是在医院信息系统运行期间,质量监控必须强而有力,要制定约束用户使用医院信息系统的规则,并严格检查落实情况,确保医院医疗工作和经济活动处于标准化、规范化管理之中。

(6)宣教文秘组:成员由政治处和信息科有关人员组成,负责宣传教育工作,收集、整理有关会议记录、技术资料文档、重大活动纪实性图片、录像,草拟相关规划计划、规章制度等。

(二)医院信息系统建设的组织工作

在医院信息系统建立过程中存在大量的组织、协调工作,这些工作甚至比技术工作更重要。从医院信息系统本身的特点来看,特别是在手工方式向计算机系统转换的过程中,必须要由医院领导和机关进行组织协调,才能使医院信息系统顺利启动应用。在医院信息系统实施中,如何把各部门、科室、专业组合成最优协调的综合整体,是组织工作的主要任务。在医院信息系统使用过程中,要监督和协调各个部门信息录入的时间和质量。在网络环境下,各个部门信息的协调性是信息质量非常重要的保证。所以,在组织实施中应注重理清思路,把复杂的流程分解为简单的操作,从杂乱的工作中理出头绪来,进行层层分解。在最基础的具体工作项目上下工夫,使组织机构、人员配备、计划协调、岗位职责、培训教育、物资保障等各个方面的工作有组织、有计划地进行。例如,在病房做入出转处理前,住院处必须完成患者入出转信息的处理,要求住院处必须保质保量、按时完成患者入出转信息的处理,否则后续工作将无法进行。在医院信息系统中的每一个子系统使用前,管理部门都要充分动员,组织试点,严密部署应用步骤,适时制定相应的管理制度与规范,把应用工作的每一个步骤都落到实处。

在组织实施过程中,要认真研究工作任务的划分,权衡归类,确定各阶段管理幅度和划分各小组管理关系。同时,要把握好计划与目标,人员组成,工作任务和相互协调。换句话说,医院信息系统领导小组首先要将实施过程进行周密的计划,确定各阶段要达到的基本目标,界定有关的基本工作内容,并把它们逐步进行分解,重新组合成若干单元。其次,根据工作内容组成相应的工作小组,各小组人员与相关工作单元相结合,双双落实。最后要把所分配的相关工作任务联系起来,不定期地进行有效地交流、协商,随时发生的变化随时进行协调处理,保证系统目标的顺利实现。

1.把握好工程建设中的组织协调工作

医院信息系统建设中的各个环节是一个有机的整体,在组织结构体系上要反映信息系统建设的内在联系,形成统一的管理系统。各个部门、科室必须在医院信息管理系统的统一部署下,按照各自的实际情况进行结构调整,使全院信息系统建设、应用与管理工作相互衔接配合。医院信息系统建设中的组织协调工作主要分为以下几个方面。

(1)预先性的组织协调:在医院信息系统建设工程计划实施前,应事先拟订工程实施中可能出现问题的处理方案。要根据工程建设的计划、目标和任务,选择和配备有关人员、设备和技术,落实工程经费。

(2)过程性的组织协调:在工程实施过程中,组织协调的主要内容有:根据工程实施情况进行定期和不定期的检查、指导、现场办公,积极、主动地处理和解决发现的各种问题。

(3)反馈性的组织协调:根据已经发生的情况来协调控制未来的实施过程,包括各项实施活动的结果分析、人员情况分析、计划完成情况分析、设备使用状况分析和经费开支分析等,进行及时的协调反馈。

(4)总体性的组织协调:根据医院信息系统建设目标,协调控制医院体制、任务安排资源配备和经费投入等方面的关系。

2.把握好组织实施中的几个重要环节

(1)强化组织管理,确保运行畅通:医院信息系统的实施和应用,必然会与医院原有的管理观念、管理模式、运行机制、工作方法和习惯发生一系列的冲突与矛盾。这些冲突和矛盾往往不一定是技术上的问题,而是组织协调不当或认识偏差造成的。在系统建设初期,首先遇到的问题是部分人员思想上存有消极情绪,根源在于:他们普遍认为计算机联网是多此一举,几十年来没有计算机系统不是照样工作?尤其是运行初期,常因操作不熟练或方法不当造成错误,出现不少麻烦,导致消极情绪,其表现是热心不足或拒绝接受等。计算机系统的效益究竟如何呢?巨资建网络是否抵得上引进设备呢?这是少数人员的忧虑,他们精力不足,顾虑重重。还有的人认为,工程建设与己无关。因此,应根据上述种种问题,开展有针对性的宣传教育活动,强化组织领导的作用。

(2)要精心部署协调,严密组织管理:医院各级领导要积极利用各种场合和机会,不失时机地大力宣传医院信息系统建设的意义,把工程建设成绩作为衡量各级领导干部和各类人员业绩的重要标志。医院领导必须主动参与协调各部门的关系,采取一切行之有效的办法,营造出一种人人关心工程建设,个个能够献计献策的良好氛围。

在建设初期,各种问题千头万绪,涉及观念、认识、管理、协调等一系列非技术性问题,更需要强有力的组织领导、广泛动员、严密组织、精心部署和合理协调。如在手工操作转换到计算机系统应用的初期,部分人员不能适应新的工作环境和要求。又如,系统的应用新增了一些工作内容,同时为提高工作效率,取消了一些不适应系统运行的环节或岗位等。这些,导致其工作方式、任务与原来习惯有较大改变,涉及部分人员或单位的工作量和利益的重新分配。因此,必须充分估计各个环节可能发生的问题,制定组织保障措施,全力保障工程建设安全顺畅地实施。

(3)循序渐进上网,稳步实施应用:在实施步骤方面,要依据应用系统设计功能和要求,在医院总体规划的指导下,结合管理、人员、技术、经费、培训及其他条件,采取"四先四后"的方法进行,即:先重点后一般、先门诊后临床、先模拟后推广、先培训后上网,分期分批、循序渐进,做到应用软件成熟一个上网运行一个。避免出现忙乱现象。

在设备的选型配置方面,要遵照医院信息系统设备选型的要求,结合医院的财力状况和对设备的认识程度,采取先论证后谈判、先试用后定型的原则,选定质优价廉的硬件设备,解决好网络设备、计算机型号、技术性能指标、工程建设投资四个方面的问题,确保工程建设质量和投资效益。

在人员培训方面,要根据系统运行计划和力求实用的指导思想,搞好人员培训,采取先集中后分散、先典型后普及、先理论后实践、先基础后应用的方式,保证培训质量。

(4)组织精兵强将,搞好内外专业结合:医院信息系统建设,需要计算机专业技术人才与懂管理、懂医学专业的人才密切配合。实践经验说明,仅依靠计算机专业技术人员不可能完美地完成子系统软件的设计与应用。在医院信息系统建设过程中,要从业务管理机关及科室中选调责任心强、具有较高专业水平和计算机知识的精兵强将,参与技术保障组的工作,协助计算机工程技术人员完成基础数据准备、定义字典、人员培训等工作。这部分人员熟悉系统建设过程,又掌握了数据库知识和网络技术,基本系统完成后又回到原来的工作岗位,成为系统应用的行家里手,起到小教员和应用骨干的作用。

(5)处理好计划与控制、规范与习惯、责任与权力的关系:所谓计划与控制,就是工程建设对医院来说是一件前所未有的大事,不确定因素较多,风险较大,必须进行周密计划和严格控制,将工程各个阶段的时间、经费、进度、协作单位、设备配置、影响因素等列入计划,实行动态跟踪监控,随时掌握情况。所谓规范与习惯,指不断强化新规范,克服旧习惯。由于医院内部的工作千差万别,数据种类繁多,执行操作难以统一。原来不规范、不统一的地方都需要调整到系统应用的基础上,强化标准化、规范化意识,遏制不规范的行为和习气。所谓责任与权力,就是不能只注重建立合理、精干的组织机构形式,而应根据各小组的分工、特点和任务,赋予各小组相应的职责和权力。这样,既有利于发挥各小组成员专业特长和工作能力,又能保持协调一致。

第三节　医院信息系统的应用管理

医院信息系统的应用管理应该是一个建章立制的过程。医院信息系统的应用加强了医院管理,同时也带来了许多新问题,需要不断制定和完善制度。这里就当前医院信息系统应用中的网络安全管理、各类人员职责、系统操作要求做一个简要的介绍。

一、网络安全管理制度与规则

(一)网络安全管理制度

(1)医院信息系统网络系统的建设和应用,应遵守国家有关计算机管理规定。

(2)医院信息系统网络系统实行安全等级保护和用户使用权限控制。安全等级和用户使用权限以及用户口令密码的分配、设置由计算机中心专人负责制定和实施。

(3)计算机中心机房应当符合国家相关标准与规定。

(4)在医院信息系统网络系统设施附近实施的病房维修、改造及其他活动,不得危害医院信息网络系统的安全。如无法避免而影响医院信息系统网络系统设施安全的作业,须事先通知计算机中心,经中心负责人同意并采取相应的保护措施后,方可实施作业。

(5)医院信息系统网络系统的使用单位和个人,都必须遵守计算机安全使用规则,以及有关操作规程和规定制度。对医院信息网络系统中发生的问题,有关使用单位负责人应当立即向计算机室有关工程技术人员报告。

(6)对计算机病毒和危害网络系统安全的其他有害数据信息的防范工作,由计算机中心负责处理。

(7)所有上网计算机绝对禁止进行国际联网或与院外其他公共网络直接连接。

(二)网络安全管理规则

(1)网络系统的安全管理包括系统数据安全管理和网络设备设施安全管理。

(2)网络系统应由专人负责管理和维护,建立健全医院信息网络系统各种管理制度和日常工作规章,如值班制度、维护制度、数据备份制度、工作移交制度、登记制度、设备管理制度等,以确保工作有序进行,网络运行安全稳定。

(3)设立系统管理员,负责注册用户、设置口令、授予权限、对网络和系统进行监控,重点对系统软件进行调试,并协调实施。同时,负责对系统设备进行常规检测和维护,保证设备处于良好功能状态。

(4)设立数据库管理员,负责用户的应用程序管理、数据库维护及日常数据备份。每周、每月必须进行一次全备份,每天进行一次日志备份,数据和文档及时归档,备份介质应由专人负责登记、保管。

(5)对服务器必须采取严格保密防护措施,防止非法用户侵入。系统保密设备及密码、密钥、技术资料等必须指定专人保管,设专用库房或专柜存放。拷贝或者借用涉密载体必须按同等密级文件确定权限,履行审批手续,严禁擅自拷贝或借用。

(6)系统应有切实可行的可靠性措施,关键设备需有备件,出现故障应能够及时恢复,确保系统不间断运行。

(7)所有进入网络使用的软盘,必须经过严格杀毒处理,对造成"病毒"蔓延的人员,严格按照有关条款给予行政和经济处罚。

(8)网络系统所有设备的配置、安装、调试必须指定专人负责,其他人员不得随意拆卸和移动。

(9)所有上网操作人员必须严格遵守计算机及相关设备的操作规程,禁止无关人员在工作站上进行系统操作。

(10)保持机房清洁卫生,并做好防尘、防火、防水、防触电、防磁、防辐射、防雷击等安全防护工作。

(11)计算机工程技术人员有权监督和制止一切违反安全管理的行为。

(三)网络安全监督制度

计算机室对医院信息、网络系统安全保护工作行使下列监督职权。

(1)监督、检查、指导医院信息系统网络系统安全保护工作。

(2)查处危害医院信息系统网络系统安全的违规行为。

(3)计算机工程技术人员发现医院信息系统网络系统安全隐患时,可立即采

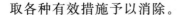

取各种有效措施予以消除。

（4）计算机工程技术人员在紧急情况下，可以就涉及医院信息系统网络安全的特定事项采取特殊措施进行防范。

（5）履行医院信息系统网络系统安全保护工作的其他监督职责。

（四）网络技术管理规则

（1）计算机工程技术人员是网络系统技术管理的直接责任者，应为满足系统功能要求和用户需求对网络系统进行操作和维护的全部活动进行管理。

（2）网络系统中各类设备的配置，由系统负责人提出计划，报医院信息系统建设领导小组审批后实施。系统硬件设备的购买、使用、保管、登记、报废等，均按医院医疗设备管理规定执行。

（3）系统软件在交付用户使用前，计算机工程技术人员必须严格按照功能要求全面调试，达到系统功能要求后交用户使用。

（4）计算机工程技术人员实行分工负责制。

（五）人员培训制度

（1）医院要设立教学功能齐全的计算机培训教室。培训用的机器数量要满足全院人员培训需要。

（2）要制定培训大纲、培训计划，并严格按计划实施。所有计算机操作人员都要经过考试合格后持证上岗。

（3）人员上岗的要求是掌握计算机基本知识和基本操作技能，能够严格按照计算机操作规程和系统应用要求进行操作；录入数据快、准、全，熟练掌握相关应用系统的操作。

（六）数据质量分析评价制度

（1）统计室负责每月定期在医务统计子系统中完成月统计工作，保证院领导及时查询医院医疗工作效率、效益及质量。

（2）完成统计分析和统计简报，将统计分析结果及时提供给医疗管理部门和院领导。

（3）医务部门负责人不定期地在全院大会上用网络数据进行讲评，讲评内容包括全院医疗工作效率、效益和工作质量指标完成情况、医疗费用收入、病种管理等情况。

（七）工作站管理规则

（1）各工作站一律不配软驱和光驱，避免因病毒传播造成数据丢失或网络瘫痪。

(2)严格按照计算机操作使用规程进行操作。操作中必须做到细致认真、快速准确,及时完成各项录入工作。

(3)经常保持各种网络设备、设施整洁,认真做好网络设备的日清月检,使网络设备始终处于良好的工作状态。

(4)加强设备定位定人管理,未经计算机工程技术人员允许,不得随意挪动、拆卸和外借。

(5)机房内严禁存放易燃、易爆、易腐蚀及强磁性物品;遇有临时停电及雷电天气,应采取保护措施,避免发生意外;机房内不准吸烟、进食、会客、大声喧哗;严禁无关人员上机操作或进行其他影响网络正常运行的工作。

(6)严格交接班制度,工作中遇到的问题要及时妥善报告和处理。

二、医院信息系统人员职责

系统管理人员负责监控全院网络工作情况,及时处理网络中所遇到的问题,重大问题和难以解决的问题要及时上报,并请有关部门给予指导和解决。

(一)网络系统管理人员职责

(1)系统管理人员负责注册用户、设置口令、授予权限,并适时加以修改,以便增强系统的保密程度。

(2)对网络和系统进行监视并适时协调管理。

(3)对系统设备经常检测和维修,防微杜渐,保证网络和系统设备处于良好的工作状态。

(4)坚持经常到站点巡视,了解各站点人员、设备、系统应用等情况,以便适时进行调整和维护。

(二)网络中心人员职责

(1)负责网络维护工作,对全院网络情况实施监控,随时解决网络中出现的各种情况,并在适当时候,根据医院的需求,对网络实施改造和更新。

(2)负责新上网系统的调试,参与制订启用计划,并指导应用。

(3)负责网络计算机的安装、调试、保养和维修工作。

(4)负责对医疗信息、设备资料及消耗材料进行管理,使之充分发挥作用。

(5)负责全院人员计算机知识、系统应用的培训指导工作,使全院人员都能正确地利用计算机进行工作。

(6)设置数据库管理员,保证数据库 24 小时正常工作,做好数据月、周、日备份工作,备份介质由专人登记、归档、保管,确保数据的准确无误。

(7)采取严格的保密措施,防止非法用户入侵,防止病毒传播。

(8)根据医院的特点,适时开发新的应用系统,以满足医院信息的要求,扩展网络的应用范围。

(三)系统维护人员职责

1.公共字典库维护人员职责

(1)了解公共字典库在系统应用中的作用、相互关系及目前使用情况。

(2)正确掌握公共字典库的创建、维护及各种参数的作用。

(3)对公共字典库进行监控和管理,防止擅自修改字典库。

(4)及时调整公共字典库的内容,确保系统的正常运行,对出现的问题能够及时加以处理。

2.系统字典库维护人员职责

系统字典是系统本身定义的、相对固定的数据。系统字典库维护人员要保证系统字典的完整性,不要随意修改。确实需要对系统字典进行修改时,要全面考虑其作用以及与其他表的相互关系,在保证不影响其应用的前提下进行修改。

3.药品字典库维护人员职责

(1)了解药品字典库在系统中的作用、地位、使用情况及药品字典库与其他字典库的关联关系。

(2)正确掌握药品管理的规则,合理地创建药品字典库,使各系统之间协调一致,正常有序地运行。

(3)对药品字典库进行监控,对出现的异常情况及时予以排除,及时对药品字典库的内容进行更新,以满足各子系统的应用。

(4)积累药品字典库的维护经验,加强药品字典库的维护,确保优质高效地为临床服务。

4.价表字典库维护人员职责

(1)了解价表字典库在全院医疗信息中的中坚作用、地位、使用情况及字典库变化引起的连锁反应。

(2)根据国家物价局有关文件,合理创建价表字典库,使医疗收费合理、清楚。

(3)及时对价表字典库进行监测和维护,及时处理收费项目的漏费、交计费等情况,努力使得医疗费用准确收取。

（4）对价表字典库的更新要考虑周全,确保各系统正常运行的情况下进行运作,同时把改变情况通报各有关人员,并做记录归档。

（四）监控人员职责

1.收费管理监控人员职责

（1）负责监控门诊收费处、住院收费处规章制度落实情况。

（2）负责监控价表项目是否符合当地收费标准,新增项目是否有严格的申报审批手续,以及会计项目分类、核算项目分类归类的准确性。

（3）负责监控收费的费别、身份、体系合同单位及收费项目等基础数据录入的准确性,发票打印是否标准,项目归类是否准确,底联发票保存是否按照财务制度要求执行。

（4）负责监控预交金录入的及时性、准确性,监控患者医疗过程的预交金使用情况,按规定及时进行催款,防止患者欠费、逃费,严格执行奖罚规定,对有欠费、逃费患者的科室予以处罚。

（5）负责监控收费结账人员执行医院有关减免费、费别修改审批权限及减免额度的情况。

（6）参与门诊收费和住院收费的日结、月结工作,监控日结账与医疗会计现金交接工作;监控核对会计转记账数据准确性;参与监控成本核算数据的准确性、可靠性。

2.药品管理监控人员职责

（1）负责监控全院药品采购的入库上账,药品发放的出库上账及各药房药品请领的入库上账等数据的准确性和及时性。

（2）负责监控门诊药房、住院药房、药库规章制度落实情况,要求门诊药房必须核对处方与计算机处方信息后方可发药;要求住院药房严格按计算机医嘱摆药。

（3）参与门诊药房、住院药房、药库的日结和月结工作,严格审核汇总数据的准确性。每月底凭各点月结报表库存数进行清点库存工作,做到账物相符。

（4）监督药库及各药房月底盘点工作,要求做到账物相符,并与药剂科主任经常抽查。

3.医疗质量监控人员职责

（1）负责指导和监督所有医疗信息工作站的业务工作,如门诊挂号、住院登记、入出转院、数据录入、护士工作站、差错与事故、病案编目、病案流通、综合查询等系统。

（2）负责监控门诊就诊患者、住院患者的费别、体系单位等患者基本信息的准确性；确保诊断、入院时间、入院科室等医疗信息的准确性；监控住院患者入科时间、等级护理、病情状态等数据的准确性；监控患者入出转院情况，确保流动日报的准确性；监控医技科室工作量录入的准确性；监控手术例数与大、中、小手术数据的准确性。

（3）负责制定本院医疗质量等级标准，监控数据分析结果的质量和可靠性，并用于指导科室工作。

三、医院信息资源管理

信息资源管理（information resource management，IRM）的问题在 20 世纪 70 年代就提出来了。根据美国学者诺兰的六阶段模型，在组织引进信息系统后，开始的三个阶段（开始、扩散、控制）中人们注意的多是计算机的管理，然而在后三个阶段（综合、数据管理和成熟）中，人们开始注意组织的数据资源管理。这就是数据资源管理研究的开端。

比较新的观点把 IRM 定义为对组织中数据、模型等信息资源控制和管理问题。信息资源管理研究既涉及如何对组织中信息资源进行开发，也关系到如何保证已有信息资源的安全性，还包括如何提高信息资源的利用效率，组织内部信息资源的标准化、一致化，以及和组织外部的信息交换等问题。

（一）信息管理部门与 CIO

当组织引进信息系统之后，随着信息技术的普及，信息的重要性逐渐被组织中成员所认识，组织中专门从事信息工作的人会增加，这时往往会产生信息资源不足。过去，组织中信息工作都是和组织的业务融合在一起，以后由于信息工作量的增加，可能要产生新的组织机构专门做信息处理工作。那么，这个信息处理部门和组织其他部分是什么关系？对信息处理部门的管理如何进行？这些都是当信息系统建立以后，组织很快就会面临的课题，也是信息资源管理重要的侧面。

早期引进信息系统的组织，往往是使用大型计算机主机系统，因此，一般是成立一个计算中心之类的部门，但这个部门主要工作只是数据处理，很少会建立专门的信息管理机构。而现在信息资源管理工作需要有专门机构，应设定专职工作人员来做这方面的工作。目前，在一些发达国家的公司、企业中，往往要设立专门的信息管理部门，这个部门过去类似于一个管理部门，但现在通常是组织高层机构的直属部门。类似于企业的总会计师、总工程师，信息管理部门领导人被称为首席信息官(chief information officer,CIO)。医院 CIO 往往是由组织高层决策人士,如医院的副院长来兼任,这一现象表明在发达国家对于信息管理的高度重视。以 CIO 为首的信息管理部门工作责任主要包括:①负责信息系统的正常运行和维护;②建立并实施对组织内信息系统的使用指南和规程;③向组织中各部门提供信息技术服务;④开展对于新项目的学习、研究和开发。

(二)信息资源的控制方式

信息管理部门对信息资源控制基本上有以下两种方式。

1.集中控制

所有信息资源都集中在信息资源管理部门,由该部门统一管理。集中控制比较易于管理,能有效地防止数据流失、破坏等。在金融、证券类企业、高技术信息企业多采用这种方式。集中控制问题之一是用户对于信息资源的使用有陌生感,难以经常接触新数据资源和新信息技术。医院适用于采用集中控制。

2.分散控制

信息资源分散在各处,由有关人员分别控制。这样有益于鼓励用户更好地使用信息资源,但就整体的管理比较困难。

目前有些城市的医保管理信息系统的部分功能前移至医院,实际上是一种分散控制和集中控制相结合的方式。

(三)职责和分工

对于信息管理部门中工作人员的职责和分工设计是十分重要的。对于信息管理部门中工作人员可以根据组织具体情况制定合适的职务。这些职务与工作内容如表 2-1 所示。

表 2-1　职务与工作内容

工作职务	说明
信息分析人员	同用户一起进行信息分析,具有组织、管理和决策等方面知识
系统设计师	设计信息系统的人员,需要懂得更多的技术知识
系统分析师	兼任信息分析人员和系统设计师
应用程序员	进行程序设计、编码和调试,并能编写技术文件
维护人员	维护现有的系统
程序库管理员	对程序内容进行维护管理,当程序库内容发生变化时,要向管理部门书面报告

工作职务	说明
系统程序员	维护操作系统,精通硬、软件
数据通信专家	为数据通信和分布式处理方面的专家
数据库管理员	管理和控制公共数据库
用户联络员	在规划信息系统和进行新的系统开发时,协调用户与系统分析员进行交流
办公自动化协调员	需要有办公自动化各方面的软/硬件及专业知识
信息中心分析员	在解决用户问题方面,对用户提供分析和指导
操作员	指主机操作人员
数据控制管理员	对数据输入进行检查,对系统输出进行发布的人员
数据输入员	从事数据输入者
安全协调员	建立系统安全规程、监视系统安全情况、调查违章问题

职务设计给我们提供了一个很好的思路,使得在建设信息资源管理部门时有一个思考的起点。在一个管理混乱的信息部门,往往是"技术决定一切",结果使得信息工作部门无法和医院的管理部门相配合。信息资源管理部门应当实行分工合作。部门中不仅要有精通技术的系统工程师、程序员等,还要有资源管理人员、系统教育人员等。信息资源管理部门工作人员、特别是领导人员不仅要懂得技术,同时也应懂得管理。必须将许多技术手段与管理方法结合起来,相互协作,才能保证该部门在组织中发挥作用,确保组织整体目标得以实现。

(四)外部资源利用

由于信息系统更新换代周期特别短,设备购置相当昂贵,所以在服务比较好的前提下,也可以采用外部资源利用方法。外部资源利用又称外包,指组织专注于自己的业务,而将有关信息技术业务承包给外部的信息服务机构,一般让这些机构使用公用数据库、通信设施或主机为本组织的信息需要服务。

外包有许多优点,组织无须自己培养许多技术人员,能够提高组织对信息系统运用的效率,是许多先进国家广泛采用的方法。有的管理学家认为:在 15 年内,所有企业中,凡不创造营业额的后台服务性工作都将外包出去。一些统计资料也表明,许多美国企业工资业务、税务业务都已经外包,一些电子化业务也开始外包,目前美国外包的增长率为 30%。国内医院信息服务外包尚缺乏成熟可行的模式,不过也有个别医院有这方面的尝试。

第四节 医院信息系统的安全管理

一、医院信息系统安全概述

(一)医院信息系统安全的概念

医院信息系统网络安全可以理解为:通过采取各种技术和管理措施,使医院信息系统网络正常运行,从而确保网络数据的可用性、完整性和保密性。其目的是确保经过网络传输和交换数据不会发生增加、修改、丢失和泄露等。

医院信息系统网络的安全性问题实际上包括两方面的内容:一是网络的系统安全,二是网络的信息安全。一个安全的医院信息系统网络应该具有以下几个特点。

1.可靠性

可靠性是指网络系统能够在规定条件下和规定的时间内完成规定的功能。可靠性是网络安全最基本要求之一,是所有网络系统建设和运行目标。可靠性主要包括四个方面:硬件可靠性、软件可靠性、人员可靠性和环境可靠性。硬件可靠性主要指物理线路和设备的可靠性。软件可靠性是指在规定的时间内,程序成功运行的概率。人员可靠性在整个网络系统可靠性中最为重要,因为系统失效的大部分原因是人为差错造成的。因此,人员的教育、培养、训练和管理以及合理的人机界面是提高可靠性的主要方面。环境可靠性是指在规定的环境内,保证网络成功运行的概率。这里的环境主要指自然环境特别是电磁环境。

2.可用性

可用性一般指存放信息的可用性和可操作性。病毒常常破坏信息的可用性,使系统不能正常运行,数据文件面目全非。

3.保密性

保密性是指网络上存储和传输的信息不被泄露给非授权个人或实体,只为授权用户使用。为用户提供安全可靠的保密通信是医院信息系统网络安全最为重要的内容。

4.完整性

完整性是指网络信息在存储或传输过程中保持不被偶然或蓄意地删除、修改、伪造等。信息完整性是信息安全的基本要求,破坏信息的完整性是影响信息安全的常用手段。

5.真实性

真实性指信息的可用度,包括信息的完整性、准确性和发送人身份证实等方面,它也是信息安全的基本要素。从技术角度看,医院信息系统网络安全的内容大致包括 4 个方面。

(1)网络实体安全,如机房的物理条件、物理环境及设施的安全标准,计算机硬件、附属设备及网络传输线路的安装及配置等。

(2)软件安全,如保护网络系统不被非法侵入,系统软件与应用软件不被非法复制、篡改,不受病毒的侵害等。

(3)网络的数据安全,如保护网络信息的数据安全不被非法存取,保护其完整一致等。

(4)网络安全管理,如运行时突发事件的安全处理等,包括采取计算机安全技术,建立安全管理制度,开展安全审计,进行风险分析等内容。

由此可见,医院信息系统网络安全不仅要保护医院信息系统网络设备安全、医院信息系统网络系统安全,还要保护数据安全等。其特征是针对医院信息系统网络本身可能存在的安全问题,实施网络安全保护方案,以保证医院信息系统网络自身的安全性为目标。

(二)医院信息系统网络面临的威胁

医院信息系统网络所面临的威胁大体可分为两种:一是对网络中信息的威胁;二是对网络中设备的威胁;影响医院信息系统网络的因素很多,有些因素可能是有意的,也可能是无意的;可能是人为的,也可能是非人为的。

归结起来,针对网络安全的威胁主要有三类。

1.人为的无意失误

如操作员安全配置不当造成的安全漏洞,用户安全意识不强,用户口令选择不慎,用户将自己的账号随意转借他人或与别人共享等都会对网络安全带来威胁。

2.人为的恶意攻击

这是医院信息系统网络所面临的最大威胁,敌手的攻击和计算机犯罪就属于这一类。此类攻击又可以分为以下两种:一种是主动攻击,它以各种方式有选择地破坏信息有效性和完整性;另一类是被动攻击,它是在不影响网络正常工作的情况下,进行截获、窃取、破译以获得重要机密信息。这两种攻击均可对医院信息系统网络造成极大的危害,并导致机密数据的泄露。

3.网络软件的漏洞和"后门"

网络软件不可能是百分之百无缺陷和无漏洞的,然而,这些漏洞和缺陷恰恰是黑客进行攻击的首选目标,曾经出现过黑客攻入网络内部的事件,这些事件的大部分就是因为安全措施不完善所招致的苦果。另外,软件的"后门"都是软件公司的设计编程人员为了自便而设置的,一般不为外人所知,一旦"后门"洞开,其造成的后果将不堪设想。

二、医院信息系统网络安全管理体系的建立

在安全策略的指导下,建立医院信息系统安全的对策、措施,构筑一个由外及内,从上到下、从硬到软、从物到人的一个立体的系统的综合性医院信息系统网络安全管理体系。一个完整的医院信息系统网络安全体系结构应包含网络的物理安全、访问控制安全、系统安全、用户安全、信息加密、安全传输和管理安全等。充分利用先进的主机安全技术、身份认证技术、访问控制技术、密码技术、防火墙技术、安全审计技术、安全管理技术、系统漏洞检测技术、黑客跟踪技术,在攻击者和受保护资源间建立多道严密的安全防线,极大地增加了恶意攻击的难度,并增加了审核信息数量,利用这些审核信息可以跟踪入侵者。

在实施网络安全防范措施时:要加强主机本身的安全,做好安全配置,及时安装安全补丁程序,减少漏洞;用各种系统漏洞检测软件定期对网络系统进行扫描分析,找出可能存在的安全隐患,并及时加以修补;从路由器到用户各级建立完善的访问控制措施,安装防火墙,加强授权管理和认证;利用 RAID 5 等数据存储技术加强数据备份和恢复措施;对敏感的设备和数据要建立必要的物理或逻辑隔离措施;对在公共网络上传输的敏感信息要进行数据加密;安装防病毒软件,加强内部网的整体防病毒措施;建立详细的安全审计日志,以便检测并跟踪入侵攻击等。

三、医院信息系统的安全管理措施

安全管理措施的重点是安全组织机构的设立、安全人事管理、安全责任与监督等。其任务是建立内部控制机制。

对医院信息系统的内部控制包括对于信息资源的控制和对人的控制。在某些工作中,控制者需要在网络上监控被控制者的活动。有时要给予用户以不同的权限或口令,某一子系统只允许对其具有权限的人才执行。

以上的几个方面的控制并不是孤立的,它们往往混合在一起,在设定某一项控制的时候就包含了另一方面的控制。这些控制有的是由计算机操作系统功能来完成,有的是信息系统应用层来提供,还有的是由管理制度来设定。因此,设计一个完善的系统控制实际上是一项综合性、复杂工程。

构成一个内部控制系统至少应考虑四个方面的问题:控制对象、组织机构、工作程序及规章制度、用于内部控制的信息技术。内部控制信息技术在前面已经阐述。

(一)控制对象

构成一个内部控制系统时,首先应识别哪些资源是关系到组织生命的贵重资源,信息资源哪些部分是易受攻击,需要实施何种防护措施。

医院信息系统控制应在系统中设置一系列信息控制点。信息控制点应设在系统易受攻击点的附近。

(二)组织机构

建立内部控制的组织机构是非常重要的。对于资源安全问题应当明确规定责任人,通常他们应遵循检查规则定期检查,并定期提交安全检查报告。

要根据医院实际情况确定保证系统安全性的人员并确定信息安全组织机构及规模。安全组织机构不应该隶属于网络运行和应用部门,应该由管辖网络系统的医院主要领导主管,保持相对的独立性和一定权威性。安全组织机构内需要多方面人才,如需要有人负责确定安全措施,制定方针、政策、策略,并协调、监督、检查安全措施的实施;还需要有人进行各种管理系统的安全工作,包括保安员(负责非技术的、常规的安全工作)、安全管理员(负责软硬件安装、维护、日常操作的监视,应急条件下的安全恢复等)、安全审计员(负责监视系统运行情况,收集对系统资源各种非法访问事件并进行记录,然后进行分析、处理。必要时,还要将审计的事件及时上报主管领导)、系统管理员(负责安装系统,控制系统操作、维护、管理系统等)。

安全组织机构还应该有一个全面负责人,负责整个医院网络系统的安全与保密,主要任务包括对系统修改的授权、对特权和口令的授权、审阅违章报告,审计记录和报警记录、制订安全人员的培训计划并加以实施、遇到重大安全问题时及时报告医院主要领导等。安全组织机构制定的安全政策应该指出每个工作人员的责任,并明确安全目标。对各级安全组织机构,应明确其责任和监督功能,负责安全政策的贯彻,安全措施的执行和检查,严格管理。安全组织机构制定的规章制度应作为日常安全工作应遵守的行为规范。过时的安全条例应该及时修改、补充和完善。安全组织机构应该经常分析安全规章制度的可操作性和落实情况,真正把安全摆在重要的议事日程上,而不能流于形式。安全组织机构还要制定安全规划和应急方案。在风险和威胁的基础上采取主动和被动相结合的防治措施。在医院信息系统网络规划、设计建设与应用过程中,要有网络安全的规划,避免网络安全先天不足,并有计划地不断加强安全措施。对意外事故和人为攻击造成损失的事件提出应急方案,一旦发生,立即实施。安全组织机构还要制定信息保护策略,确定需要保护的数据范畴、密级或保护等级,根据需要和客观条件确定存取控制方法和加密手段。是否拥有健全的医院信息系统安全管理组织机构与医院信息系统的安全密切相关。

在技术上,对于信息系统资源管理操作往往是通过分配访问对象权限来决定,但其前提应当是根据组织结构和业务需要来决定。一个常见情况是:在组织中 A 是 B 的领导,但是由于 B 对于信息技术掌握得比 A 好,B 在信息系统管理上就比 A 有更大的权限。这种做法不仅是不安全的,而且往往是一些纠纷的根源。信息系统的权限不是因技术水平而定的,而是根据组织目标、结构等来定。要保证信息系统与组织目的、目标一致,就必须保证组织领导人对信息系统操作有相应的权限。也就是说,信息系统技术专家应当对系统控制有相当的权限,但是同时他们应当又受到组织领导层的管理和制约。在这样一种制度下,才能够保证信息系统权限分配的合理性。

(三)工作程序和规章制度

医院信息系统中的安全技术归根结底是由人来控制,其控制对象也包括医院信息系统中的人员。仅仅靠技术还不能完全解决安全问题,内部控制一定要建立在一系列工作程序和规章制度之上。建立一个医院信息系统控制系统时一定要考虑:系统人员应如何分工?各有什么职责?应当有哪些明确的规章制度,才能够保证分工得以实现?例如对于具有系统管理员权限用户的认定手续,如何进行对权限的分派和修改等,都必须按照明确的工作步骤或遵照规章制度来进行。要严格防止权力过分集中、无一定工作程序的控制方法。

在医院信息系统中,对个人保密信息如何处理也是重要的问题。医院信息系统中的信息应有多种保密程度。一般信息对外界其他用户是保密的。有的信息不仅对外部用户是保密的,对医院信息系统内部的某些工作人员也应保密。但是,因为工作需要,工作人员又必须涉及一些隐私数据。对于特定信息,哪些人可以读,哪些人可以改写,哪些人可以复制等,必须对此都给出严格规定。即使是采用了安全措施,一些人仍然可能违法地进入系统。因此,对于设备的使用权限问题也是必须考虑的。对于重要信息可采用隔离的方法。对于可能连入系统的硬件设备作严格的控制,这是防止外来人员、计算机网络入侵者的一种有效方法。

在建立内部控制系统时,应进行分工和职责设计,统一规划各级网络系统的安全、制定完善的安全策略和措施、协调各方面安全事宜。例如前面介绍的医院信息系统中人员的职务设计中,直接与信息系统内部控制工作有关的人员包括:负责全面工作的总信息师(CIO)、负责日常安全运行的系统维护人员、负责数据管理的数据库管理员、负责程序库管理的程序库管理员、负责权限分配的系统管理员等。

人事安全是安全管理的重要环节,特别是各级关键部位的人员,对网络信息的安全与保密起着重要作用。实际上,大部分安全和保密问题是由人为差错造成。人本身就是一个复杂的信息处理系统,而且人还会受到自身生理和心理因素的影响,受到技术熟练程度、责任心和道德品质素质等方面影响。人员的教育、奖惩、培养、训练和管理技能以及设计合理的人机界面对于医院信息系统安全与保密有很大影响。

对人员的安全管理主要有:人事审查和录用、岗位和责任范围的确定、工作评价、人事档案管理、提升、调动和免职、基础培训等。安全人事管理应遵守以下原则。

1.多人负责制原则

两人或多人互相配合、互相制约。从事每项安全活动,都应该有至少两人在场,他们要签署工作情况记录,以证明安全工作已经得到保障。

2.任期有限原则

任何人最好不要长期担任与安全有关的职务。

3.职责分离原则

不要了解职责以外的与安全相关的事情。至少下面几项信息处理工作应当分开:计算机操作与计算机编程、机密资料的接收与传送、安全管理与系统管理、密钥管理与其他工作、计算机操作与数据管理。

4.最小权限原则

只授予用户和系统管理员执行任务所需要的最基本权限。对超级用户的使用要权限分散。

四、医院信息系统的容灾

(一)医院信息系统的备份容灾的必要性

现在国内的医院用户大多数还没有认识到容灾的必要性。系统建设的时候,对数据和应用的容灾考虑得非常少,一旦发生火灾、地震等灾难性事故,或者人为的误操作都会使整个系统毁于一旦,数据将一去不复返,医院将遭受无法估量的巨大损失。

(二)医院信息系统的容灾需求

医院业务的连续性决定了医院信息系统不可中断的特性。如果瘫痪将使医院各个部门无法正常工作;数据丢失更将对医院与患者造成不可估量的损失,甚至会导致重大的医疗事故。因此保障其稳定可靠运行和数据不丢失是必需的。

根据医院信息系统信息量大、结构复杂、数据在线、可靠性要求高的特点,在备份容灾方面的需求具体归纳如下:①强调持续化服务能力,业务运行不允许中断。②强调数据的准确性,不允许丢失数据或出错。③需要可靠的备份恢复方案,保证数据的安全及提供快速的恢复能力。

需建立一套实时的、可用的备用系统,减少主系统的单个故障点,从而保障业务系统的持续服务能力。

(三)数据容灾策略

目前,在已经应用网络技术环境的医院中,绝大多数用户都采用了群集技术(双机热备份)来保证服务的持续运行,或者在用户可以容忍的时间之内,自动进行服务恢复。群集技术在应对服务器故障方面有着显而易见的效果,这一技术已经得到了国内大多数用户的认可,并已经得到很大程度上的普及。

但是,随着群集技术运用的普及,很多用户也不约而同地发现群集所存在的一些非常明显的不足:由于传统的群集解决方案多采用"2+1"(即两台服务器间配一台磁盘阵列)的"双机热备份"模式,这个为了在两台服务器之间共享数据而存在的独立磁盘阵列,往往就成为核心系统一个突出的故障点:一旦磁盘阵列发生故障,整个系统就会停机。作为7×24营业的医院来说,这种意外的停机对业务的影响可想而知。

为此,在"2+1"的基础上,增加了一台磁盘阵列,构成"2+2"群集模式,院方将每一台服务器定义为一个"运算节点",而将每一台磁盘阵列定义为一个"存储节点"。从功能上来讲,这种模式突破了系统全冗余、无任何单点故障点,以及数据和应用的园区范围的容灾,使系统的运行真正没有了后顾之忧。不过,"2+2"群集模式的部署对于网络数据的传输距离也会有一定的限制。由于采用的是同步传输的方式,两个节点之间的距离不能相隔太远,如果距离过远,就会明显地影响业务系统的运行性能。对于远距离限制的应用环节,我们则采用了异步的传输方式,因为异步方式不会造成在线业务系统性能的下降。不过医院的园区级别的容灾要求距离基本不会太远。

第三章

医院信息化建设下的经济管理

第一节　医院信息化建设下的经济管理概述

医院经济管理通过分析医院的经济关系,开展经济核算,对医院的收入、支出进行计划、组织、实施、指导与监督,达到充分利用医院的资源,提高医院的经济效益和社会效益的目的。医院经济管理是医院管理的重要组成部分,一般以货币作为量度,对医院的医、教、研等活动过程进行综合管理。

医院信息管理系统是医院管理的工具,信息系统产生的数据是医院管理的资源,信息管理工作与医院的经济运营及收支息息相关,医院的人、财、物等内部资源的各种信息是医院管理的对象和手段。信息系统是现代医院运营的基础支撑手段,医院信息系统一方面通过流程管理和流程改进来覆盖医院的经济流程,另一方面医院信息系统产生的数据为医院管理和决策提供可靠的依据。

医院的经济管理系统涉及医院的收入和支出管理,按照国家政策和医院财务管理的要求,对医院的收入进行管理,在政策环境下,合理预算,不多收,不漏收,并保证所有账目间平衡。如操作员日结账和全班结账的平衡、患者预交金和发生的医疗收费间的平衡,物资和药品仓库间进、销、存的平衡。目前医院信息系统财务部分对支出数据采集涉及的较少,需要加强。财务管理数据和信息系统数据的一致性是需要重点解决的课题。

医院信息系统中涉及经济管理的模块主要有:①收入部分主要依靠挂号子系统、收费子系统,体检子系统、出入院管理子系统产生,费用数据在门诊医师工作站、住院医师工作站、住院护士工作站、体检医师工作站产生,在抽血子系统、检验子系统、医技各子系统、门诊药房子系统、住院药房子系统进行费用发生的确认。②支出部分主要有人事工资子系统、药库管理子系统、物资管理子系统、固定资产子系统、供应室管理子系统、后勤保障子系统。

医院经济管理的重要组成部分是成本核算系统。

一、医院经济管理的作用

卫生部(现卫健委)联合发布的《公立医院改革试点指导意见的通知》(卫医管发〔2010〕20号)中,明确了医院的改革方向,包括以下几个方面。

(1)深化公立医院人事制度和收入分配制度改革,完善分配激励机制。

(2)严格预算管理和收支管理,加强成本核算与控制。积极推进医院财务制度和会计制度改革,严格财务集中统一管理,加强资产管理。

(3)逐步将公立医院补偿由服务收费、药品加成收入和政府补助三个渠道改为服务收费和政府补助两个渠道。

(4)在成本核算的基础上,合理确定医疗技术服务价格。

按照卫生部(现卫健委)的要求,将全面推进医药卫生体制改革,公立医院的管理体制、运行机制和监管机制将进一步改进,探索实现医药分开、政事分开、管办分开。这其中,建立和完善公共卫生经费保障机制是解决看病贵、看病难的重要手段。

在新的补偿机制下,对医院资金投入进行核算,在合理核算医院成本的基础上核算投入的总体资金量,合理配置医疗资源,合理核定医疗服务价格、建立政府补偿机制,单病种医保付费将是重点。政府部门将加强对政府投入资金的流向监管,需要加强医院预算管理,对医院的财务状况进行监督,对医院固定资产的投资、购置进行评估,对药品、耗材等物品流通环节进行有效监管。政府主管部门需要对投入的资金的应用效果进行合理评价,对投入和产出的结果进行社会效益和经济效益评价,需要对国有资产的保值、增值和使用状态效率进行评价,需要对医院以及医院的管理者进行综合绩效考核。

无论新医改的要求和医院的竞争压力,都迫使公立医院必须精细化管理,全面提升医院运营管理效率,加强对人、财、物各项综合资源的计划、使用、协调、控制、评价和激励。通过精细化管理,医院一方面为政府补偿提供决策依据;另一方面,在有限的资金来源和多元化办医的竞争格局下,利用管理深化和创新为自身谋求更大的发展空间。

医院经济管理的重要依据和体现就是医院信息系统。

二、组织和架构

目前,公立医院的整体架构大体相仿,对于人、财、物的管理一般涉及人事处(科)、财务处(科)、后勤处(科),有的医院设有经济管理办公室。财务功能一般会设有会计部、门急诊收费处、住院处、物价组等机构。一般由人事部门负责工资和绩效工作,后勤部分处理仓储物资,药剂部门负责药品等。财务部门总体负责医院的会计业务核算工作,履行其传统的记账、算账、报账职能,目前的财务管理理念缺少财务对运营系统的参与。

涉及经济管理的部门主要有:

(一)会计部

负责核算医院的经济活动,包括各项收入、支出的记账,往来款项的结算,固定资产和无形资产的财务管理,工资、奖金的分配发放,公费医疗和医疗保险的结算,国库集中支付管理。

(二)财务管理部

负责医院的全面预算管理、医院全成本核算;医院二级法人单位的财务监督、检查;独立核算非法人单位的财务核算管理;医院对外合作单位的财务核算,投资控股单位的财务核算;委派会计的管理、监督等。

(三)收费物价部

主要负责医院的物价管理和医疗费用的审核、控制、监督、分析。严格执行上级有关部门下发的医疗收费标准,对医院的新项目进行成本测算,拟订收费标准,上报主管部门批准,并严格监督执行收费情况;组织本单位成本测算和调查医用物品价格变动情况,维护收费标准数据库;积极配合上级物价部门对本部门的监督检查。

(四)绩效考核部

负责医院的科室绩效核算和奖金分配。依托医院全成本核算系统,以科室收支节余为基础,以工作业绩为依据,协助有关部门逐步建立起科学的绩效考核机制,执行科学客观的科室工作绩效考核并核算科室奖金。

(五)挂号收费处

主要负责办理门诊患者的挂号、收费工作。包括各种处方、检查项目的划价、收费,妥善处理患者退款,严格执行医保政策。

(六)住院处

主要负责办理患者入、出院手续,包括住院预交金的收取、出院费用的结算、医保患者入出院手续的办理、住院费用的分割、结算,欠费的催缴等。

三、医院信息化发展回顾

(一)国外 HIS 发展回顾

美国是全世界医疗卫生信息系统研究和应用的领跑者。早在 20 世纪 60 年代初,美国麻省总医院便开始开发了 COSTAR 系统,该系统已经成为大规模的临床信息系统。20 世纪 70 年代,随着微型计算机问世,HIS 进入大发展时期,美国、日本、欧洲各国的大学医院及医学中心纷纷开始研发医院管理信息系统,成为医学信息学形成和发展的基础。1985 年,美国的全国医院数据处理工作调查表明,100 张床位以上的医院,80% 实现了计算机财务收费管理,70% 的医院可支持患者挂号登记和行政事务管理。1990 年后,随着网络技术的普及和 B/S 结构广泛应用,网络型的医院管理信息系统有了明显的进步,为患者就医带来了更大的方便,如盐湖城 LDS 医院的 HELP 系统、退伍军人管理局的 DHCP 系统等。

日本的医院信息系统开发和应用始于 20 世纪 70 年代初,80 年代后发展迅猛。投资规模大、系统化、网络化、综合性、自上而下的开发路线是日本医院信息化的主要特征,它们一般都有大型机作为设备中心,支撑整个系统工作,大力采用信息技术和网络技术,支持临床诊疗的功能不断加强。应用软件主要由医院和计算机公司联合开发,某些大公司也开发一些通用的医院信息管理软件包。如北里大学耗资 3.4 亿日元开发了综合医院管理信息系统,日常运行费用支出为每年 5.1 亿日元。

欧洲的医院信息系统的发展比美国稍晚,欧洲 HIS 的特点是实现了一些区域化的信息系统。如丹麦的 Red System,管理 76 所医院的诊所,法国第八医疗保健中心实现了可管理 3 所大医院和 3 所医药学院的一体化信息系统——Grenobel Integrated HIS。

随着初级卫生保健工作的开展,欧洲各国区域性医院计算机网络亦快速发展。欧共体的 SHINE 工程在分布式数据库系统和开发网络工程方面已经进行了大量工作。

(二)国内 HIS 的发展回顾

在 20 世纪 70 年代末,计算机就进入了我国的医疗卫生行业,当时以 IBM

的 M340 小型机为主,只有少数几家大型医院和教学医院拥有,主要用于教学和科研。20 世纪 80 年代初,随着苹果 PC 机的出现和 BASIC 语言的普及,一些医院开始开发一些小型的管理软件。20 世纪 80 年代中期,随着 XT286 的出现和国产化,以及 DBASE 数据库和 UNIX 网络操作系统的出现,一些医院开始建立小型的局域网络,并开发出基于部门管理的小型网络管理系统,如住院管理信息系统、药房管理信息系统等。进入 20 世纪 90 年代,快速以太网和大型关系型数据库日益盛行,一些有技术力量的医院开始开发适合自己医院的医院管理信息系统,一些计算机公司也不失时机地加入到了 HMIS 开发队伍。进入 21 世纪,医院信息系统在设计理念上逐步强调"以患者为中心",注重以医疗、经济和物资贯穿于整个系统,在应用面上开始突出管理信息系统和临床信息系统两种,力求覆盖医院各个部门。2007 年,卫生部(现卫健委)统计信息中心对全国 3 765 所医院(其中三级以上 663 家、三级以下 3 102 家)进行了医院信息化现状调查,结果显示:门急诊划价收费信息系统、门急诊药房管理信息系统、住院患者费用管理信息系统、药库管理使用最为广泛,均超过 80%,说明以收费为中心的 HMIS 已在大部分医院应用。住院患者入出转管理信息系统、住院患者床位管理信息系统、住院药房管理信息系统使用的医院超过 70%,住院患者管理信息系统也已在大部分医院应用。目前,以区域协同医疗卫生服务为目标,以实现患者信息在多家医疗机构之间的共享成为新的任务和挑战。

四、医院信息系统特点

由于医院特殊的业务需求,使得医院信息系统是目前企业级信息系统中最为复杂的一类,HIS 的特点如下。

(一)实时性要求高

当一个患者入院时,迅速、及时、准确地获得该患者既往病史和医疗记录的重要性是显而易见的。在每天的诊疗高峰时间内,患者的挂号、候诊、划价、交款、取药等,对于联机事务处理系统(online transaction process system,OLTP)的性能要求不亚于银行的窗口业务系统和航空机票的预定系统。这就要求 HIS 必须满足信息 7 天×24 小时实时在线。

(二)医学信息复杂性

医学信息涉及面非常广,信息类型复杂,来源多样,又与外部较多部门进行数据交换。尤其,疾病信息数量庞大,目前,医疗信息的标准化仍是世界性的难题,因此,所建立的 HIS 系统也是非常复杂的。

(三)对 HIS 安全保密要求高

医院信息类型复杂,与各种人群进行联系,由于绝大部分信息涉及个人隐私、法律保密等,对信息系统的安全防范要求较高。如果由于系统被黑客攻击、突发事件等导致数据遗失,将给医院带来巨大的灾难。

(四)要求实现信息高度共享

医院信息系统本身就是一个比较完整的生态信息系统,它由临床信息系统、财务系统、人事系统等诸多子系统构成,然而,这些子系统之间并非完全独立的,系统之间信息调用/传输普遍,医疗信息也只有通过系统共享才能无障碍流动,才能发挥它的最大作用。

五、医院信息化的意义

医院信息化是医院现代化管理的重要工具和手段,是医院深化改革、强化管理、提高效益、和谐发展的重要保障,对提高医疗质量、促进资源共享、扩展信息服务、支持教学研究、提高医院竞争力等方面具有重要意义。

(一)优化工作流程,实现科学管理

很多医院在建设了信息系统后,优化了流程,减少了排队,减少了患者的等候时间,解决了"三长一短"的问题。如医院 LIS 实现检验结果传送网络化,既可减少护理工作量,又可提高临床信息的准确性和及时性;利用信息技术实现"小病在社区,大病进医院,康复回社区"的居民就诊就医模式,减轻大医院的就诊压力,解决"看病难"问题。

(二)改变决策方式,实现过程管理

运行医院管理信息系统后,对大量的数据进行建模、预测、联机分析等处理,从中开发、利用或发现某些新信息、新知识,为医院领导、临床医师以及医院药学工作提供有用的信息和决策依据,可及时、动态地向医院管理者提供实时数据,信息可根据决策者的需求及时更新,使其从"终末管理"转变为"过程管理"。医疗服务的质量评价因此更为丰富、准确,评价方式也随着发生变革。

(三)缩短诊疗周期,节约诊治成本

医院引入信息化管理,合理安排医疗处理顺序与时间点,减少不必要的等待时间、医疗处置,住院时间缩短。由于平均住院日缩短,患者诊疗规范,处置及时,减少不必要等待,降低甚至排除不必要的检查使得患者就医成本减少。

(四)医疗过程透明,实现医患满意

患者费用清单化、诊疗信息电子化,使医疗服务过程更加高效、有序、规范,给医院和患者带来全新的诊疗环境和更加完善的医疗服务。

在卫计委(现卫健委)信息中心副主任看来,医疗信息化的推进可将过去被动式的医疗服务转变为主动式服务,包括实现患者网上预约、手机挂号、网络医疗咨询;主动提供常规医疗保健服务;为患者提供就医保健指导,合理分流患者;延伸医疗服务供应链,合理利用和选择医疗服务资源;实现前医疗、中医疗、后医疗的新型医疗服务模式,为群众提供规范经济的医疗服务流程。

六、医院信息系统基本功能

医院自身的目标、任务和性质决定了医院信息系统是各类信息系统中最复杂的系统之一。根据数据流量、流向及处理过程,将整个医院信息系统划分以下三大功能模块。

(一)管理信息系统

1.门急诊管理子系统

门急诊管理子系统包括:门诊挂号、划价收费等子系统。采用"以患者为中心"管理模式,以患者就诊环节为轴线,使患者挂号、就诊、交费、取药的活动在统一的信息资源联系下成为一个整体。系统提供门急诊信息的查询与统计功能,支持医院经济核算的门急诊财务信息查询、统计、分析、报告。

2.住院管理子系统

住院管理子系统包括:住院患者入出转院和床位管理、住院患者费用核算和医嘱处理等子系统。系统通过对住院患者动态的准确管理、住院费用的及时核算,增加了医院对患者的透明力度,提高了住院系统的医疗服务质量和效率,加速了病床的周转,杜绝了患者漏费、欠费现象。系统提供住院患者医疗动态统计和各种明细费用信息查询,支持医院经济核算的住院患者费用查询、统计、分析。

3.药品管理子系统

药品管理子系统包括:各类药品库存管理、门诊药品管理、住院药房管理、中西药房、药库管理系统等子系统。系统实行药库、药房二级核算管理,通过物流和资金流的并行管理,实现了统一的价格管理和采购分析,提供各类药品的统计数据和实时分析,减少库存药品的资金占用,防止了药品的过期、流失等现象,提高了医院的经济效益。

4.物资、设备管理子系统

物资管理子系统包括消耗材料管理、低值易耗品管理、大型仪器、设备管理和固定资产管理。系统提供符合财会制度的规范要求和物资管理环节的管理功能选项,监控科室物资消耗情况,全面替代账务处理。

5.病案管理子系统

病案管理子系统主要完成病案首页数据的登录、存储、检索与查询。

6.管理决策系统

(1)财务管理:财务管理是对医院收支情况、科室收支情况、医院预算管理、成本管理、运营决策等经济进行的管理工作。一般包括财务收支管理、预算管理、成本管理等。

(2)运营决策支持:数字化医院运营决策支持系统具有质量管理、效率管理、效益管理、安全管理、评价体系管理要求。

(3)医疗统计:医疗统计分析主要功能是对医院发展情况、资源利用、卫生机构基本情况、人员配置、医疗护理质量、医技科室工作效率、全院社会效益和经济效益等方面的数据进行收集、储存、统计分析并提供准确、可靠的统计数据,为医院和各级卫生管理部门提供所需要的各种报表。基本功能包括工作量与综合统计分析等,为院长及各级管理者提供决策依据。

(4)办公自动化(OA):完成机构内日常办公。基本功能包括公共事务管理、协同应用管理及医院网站管理等。

(二)临床医疗业务管理系统

1.门(急)诊医疗管理

(1)分诊管理,支持大屏幕显示患者队列和语音叫号。

(2)门诊电子病历,根据《电子病历基本架构与数据标准》(试行)的相关要求,电子病历的基本内容由:病历概要、门(急)诊诊疗记录、住院诊疗记录、健康体检记录、转诊(院)记录、法定医学证明及报告、医疗机构信息7个业务域的临床信息记录构成。

(3)体检全程管理等。

2.住院医疗管理

(1)住院电子病历,主要包括住院病案首页、住院病程记录、住院医嘱、住院治疗处置记录、住院护理记录、检查检验记录、出院记录、知情告知信息等9项基本内容。

(2)无线查房系统,基于无线网络平台通过手持终端(PDA)和移动工作站辅助护士和医师完成查房时的实时查询和获得数据的采集、录入,核实患者身份和医嘱内容、记录医嘱执行时间及人员。

(3)合理用药咨询与监测,提供处方或医嘱潜在的不合理用药审查和警告功能。

(4)临床路径管理,基本功能包括临床路径的建立和维护,根据电子病历中的指标辅助医师为患者选择相关临床路径,辅助医师下达医嘱并记录医嘱执行情况,对路径的实施效果、变异率及路径统计评估。

(5)辅助诊断,通过收集和处理患者的临床医疗信息,丰富和积累临床医学知识,并提供临床辅助咨询、辅助诊疗、辅助临床决策,提高医护人员的工作效率,为患者提供更多、更快、更好的服务。

(6)手术麻醉及重症监护(ICU)管理,用于住院患者手术与麻醉的申请、审批、安排以及术中有关信息记录和跟踪。完成手术、麻醉的安排是一个复杂的过程,合理、有效、安全的手术、麻醉管理能有效保证医院手术的正常进行,完成重症监护全程管理等。

3.实验室信息系统(LIS)

实验室信息系统(LIS)专为医院实验室设计的一套实验室信息管理系统,能将实验仪器与计算机组成网络,使患者样品登录、实验数据存取、报告审核、打印分发、实验数据统计分析、质量控制等繁杂的操作过程实现了信息化、自动化和规范化管理。系统要求能与各种品牌的实验室设备进行集成,支持、规范检验科室基本业务流程,并与门(急)诊、临床科室及医院外相关部门实现信息互通。采用条形码技术,接收来自门(急)诊、病房及医院外送检单位的电子检验申请,完成标本核收、采集实验数据、审核、打印和发布实验报告。LIS的主要功能包括:条码打印、标本采集与转运、标本核收、标本检测、微生物学系统、人工镜检管理、患者在不同时间点检验、检验结果审核打印、实验报告的发送与查询、质量控制系统等。LIS实现的其他功能包括:统计分析、主任工作站、试剂及消耗品管理、仪器设备管理、标本采集排队叫号系统等。

4.医学影像系统(PACS/RIS)

PACS是采用数字化图片来取代传统胶片的方法存储、保管、传送和显示医学影像及其相关信息,影像资料可共享等突出的特点;一套能够全面执行医学影像工作流程的RIS系统,按照影像诊断与管理要求,对患者进行登记、拍片、诊断、报告等的管理,以及影像的分类、统计、查询、汇总的一系列影像资料的管理等来实现医学影像通信管理的重要手段。其基本功能包括以下几种。①医学影像处理：主要功能模块包括数据接收处理,支持各种类型的 DICOM 影像设备接入,支持非 DICOM 数字视频数据接入,支持非 DICOM 影像设备的模拟视频接入,图像显示处理、图像调整处理、图像测量、图像输出、图像管理与归档、图像播放、相关参数设置、特殊分析处理及图像的多重处理等。②医学图像报告管理：主要某块包括预约登记管理、分诊叫号管理、报告编辑管理、诊断模板、查询管理、统计管理等。③临床与管理应用：主要包括临床影像与报告管理、领导综合查询及远程会诊功能等。

5.输血管理系统

血液入库、储存、供应以及输血科(血库)等方面的管理。其主要目的是为医院有关工作人员提供准确、方便的工作手段和环境,以便保质、保量地满足医院各部门对血液的需求,保证患者用血安全。输血管理系统要求采用条形码技术。基本功能模块包括：入库管理、配血管理、发血管理、报废管理、自备血管理、有效期管理、费用管理、查询与统计、质量控制管理、电子病历调阅、血库数据共享等。

6.综合服务管理

主要功能模块为：健康档案基本信息建档与管理(EHR)、国家基本公共卫生服务管理、法定调查数据管理、身份识别(信息卡)管理、医疗咨询服务管理、系统维护管理等。

(三)医院内部与外部数据共享

一般情况下,推荐使用能与外部信息系统自动实时或定时推送(或互操作)数据的内部信息系统,但确实不能实现自动实时或定时推送(或互操作)的医院信息系统必须按卫计委(现卫健委)有关数据交换标准和信息交换协议给下列外部信息系统共享(上传或下载)数据。

(1)远程医疗咨询(会诊)共享：按照卫计委(现卫健委)《居民健康档案基本框架和基本数据元》和《电子病历基本框架与数据元标准(试行)》等规范和数据标准与远程医疗咨询(会诊)中心进行数据共享,实现实时动态医疗咨询(会诊)。

(2)县/市居民健康档案共享：居民健康档案数据接口是完成医院(包括乡镇卫生院和社区卫生服务中心)信息系统与居民健康档案数据中心之间的数据交换功能,主要内容有居民诊疗信息、居民健康档案基本信息、其他国家基本公共卫生服务信息的交换。

(3)综合卫生管理平台共享：按照卫计委(现卫健委)有关规范和标准,上传医院工作量、服务质量、财务公计、医疗资源等数据。

(4)妇幼卫生信息平台共享：按照卫计委(现卫健委)有关规范和标准,上传医院儿童保健、妇女保健、与妇幼有关的诊疗数据。

（5）卫计委（现卫健委）卫生统计直报系统：按省卫生厅时间要求按时向省卫生统计直报平台上传数据，或导出符合规范和标准的数据。

（6）卫生监督信息平台共享。

（7）突发公共卫生事件应急指挥与医疗救治系统共享。

（8）卫计委（现卫健委）死因调查直报系统共享。

（9）卫计委（现卫健委）慢性病专报系统共享。

（10）医疗保险数据共享：医疗保险数据共享是完成医院信息系统与上级医保部门进行信息交换的功能，包括下载、上传、处理医保患者在医院中发生的各种与医疗保险有关的费用，并做到及时结算。

（11）新型农村合作医疗数据共享：按照卫计委（现卫健委）《居民健康档案基本框架和基本数据元》《电子病历基本框架与数据元标准（试行）》《新型农村合作医疗信息系统基本规范》等规范和数据标准与新农合数据中心进行数据共享，实现实时动态（或定时）的数据共享。

（12）银行信息系统数据共享 银行系统数据共享通过银行系统接口完成医院信息系统与银行系统的结算。基本功能包括实时上传每次就诊刷卡（储蓄卡、信用卡）发生的费用金额，退费金额。医院信息系统应产生刷卡缴费明细单、退费明细单、银行对账单。

第二节　医院信息化建设下的经济管理数据挖掘与运用

医院信息化是信息技术在医院的应用过程，信息技术应用水平的高低决定了医院信息化程度。信息技术是医院信息化的基础和推进力，医院信息化建设基于信息技术，医院信息化发展同样基于信息技术的发展，新的信息技术是医院信息化建设发展的持续推进力。近年来，虚拟化、云计算、大数据、移动互联网等新一代信息技术为医院信息化建设带来了源源不断的动力，其在医院高品质诊疗、精细化管理、个性化智能化医疗服务等方面发挥了关键作用。医院信息化是一个复杂的系统工程，建设一个高质量的工程，需要充分掌握其科学理论、整体架构和技术应用，尤其是新技术的应用。谁能在第一时间应用新技术，谁就能成为新技术的行业引导者。

一、概述

在医院信息化建设发展进程中,信息技术起到基础和关键作用。与此同时,国家的政策、信息标准化的实施、医疗机构的积极性对医院信息化发展同样起到重要推进作用。推进医院信息化建设进步是多层面、多方位的,涉及技术、政策、社会等诸多因素。在技术方面,新技术的发展和应用给医院信息化进步带来了最直接和最显著的促进作用。

(一)信息技术与医院信息化

信息技术(information technology,IT)是指数据与信息的采集、传输、存储、处理、展现、管理和安全等各种技术的总称。信息技术的应用包括计算机硬件和软件、网络和通信技术、信息开发和利用等。信息技术的应用和发展已经成为世界经济发展的强劲动力,成为支撑经济活动和社会生活的基石。

从广义上讲,信息化是指培养、发展以信息技术应用为代表的新生产力,并使之造福于社会的过程。信息化改变人们的生产、工作、学习、交往、生活和思维方式,使人类社会发生极其深刻的变化。

医院信息化(informationization)是指在医院运用信息技术,促进深化医药卫生体制改革,使之适应现代社会对医疗卫生的新要求的过程。在医院信息化建设中,要将信息技术全面地运用于医院管理和诊疗过程,不断提升医院医疗服务的综合水平,适应不断增长的人民群众对医疗卫生的需求。

信息技术在医院管理和诊疗业务中应用广泛,归纳起来可以分为两类:①支持医院的行政管理和事务处理业务,提高工作效率,辅助医院管理和决策,实现医院各类资源的精细化管理。②支持医院的临床诊疗业务,收集和处理患者的临床医疗信息,提高医疗质量和效率,积累临床医学知识并提供临床咨询、辅助诊疗和临床决策,改善患者的服务质量。按照各自的功能,医院信息系统包括:门诊信息系统、病区信息系统、电子病历系统、医技信息系统、药品管理系统、物资与资产管理系统、卫生经济管理系统、医政管理系统、医疗质量管理系统、远程会诊系统和区域医疗系统等。随着医院信息化程度的提高,信息技术的应用已不局限在医院内部,而是扩展到了区域医疗、院前急救、院后随访、远程会诊和家庭保健等医疗保健服务领域。

信息技术是医院信息化的基础,医院实施信息化必须依靠先进、实用的信息技术。同时,信息技术又是医院信息化的推动力,信息技术的不断发展推动着医院信息化建设的持续进步。以网络和通信技术发展为例,早期的 10/100 M 以太网建立了院区内计算机的网络互联,使医院实现了患者、财务、药品的信息化管理。发展到 100/1 000 M 快速以太网后,解决了医学影像等大量诊疗数据的传输瓶颈,使医院信息化应用从以管理为中心发展为以患者为中心(或者说以电子病历为中心)。随后无线网络的应用又将医院的信息化应用从医师护士办公室扩展到患者床旁,大大提高了医疗质量和服务水平。近年来物联网的发展将信息化应用从人扩展到物,实现了网络内医师、护士、患者和设备的实时信息化管理和监控,形成无所不在的医疗服务。物联网、移动互联网、云服务和大数据等最新信息技术在医疗中综合利用,形成了一种全新的医疗服务模式——移动医疗。移动医疗的广泛应用将医院信息化建设推向了一个新的发展高度。

(二)医院信息化建设进展

医院信息化建设在国内经历了 30 多年的发展。1995 年卫生部(现卫健委)根据国家关于国民经济信息化建设的统一部署开始实施金卫工程,即国家卫生信息化建设工程。金卫工程的总体目标是以科学管理为基础、以计算机网络等信息技术为手段,建立起一套包括卫生服务、医疗保障、卫生执法监督等强大功能的现代化国家卫生信息系统,金卫工程的实施使国内医院信息化建设取得了积极进展。1998 年启动的医疗保险政策要求参保医疗机构必须具备患者账单处理的计算机系统,从而推进了医院信息化进程。2004 年的 SARS 暴发,疫情网络直报系统的建立和运行推动了公共卫生信息化建设。特别是 2009 年中共中央、国务院《关于深化医药卫生体制改革的意见》下发后,我国医院信息化建设迎来了快速发展期,通过几年努力取得了显著的成绩。根据 CHIMA《2012－2013 年中国医院信息化状况调查》报告,我国医院病区医师工作站应用率为 59.14%、门诊医师工作站为 51.55%、电子病历系统为 46.67%、区域卫生信息系统为 25.87%。相比 2007－2008 年度的病区医师工作站 35.68%、门诊医师工作站 29.99%、电子病历系统 28.61%、区域卫生信息系统 4.76%,都有了明显增长。

医院信息化建设是一项综合工程,国内医院信息化建设的发展得益于不同层面上的推进。

1.政策的有力推进

2009 年 4 月中共中央、国务院下发了《关于深化医药卫生体制改革的意见》(以下简称"医改意见"),提出要完善医药卫生四大体系(公共卫生服务体系、医疗服务体系、医疗保障体系和药品供应保障体系)和八项体制机制(管理体制、运行机制、投入机制、价格形成机制、人才保障、信息系统、监管体制机制和法制建设)的建设,形成了我国医药卫生体制改革的"四梁八柱"。作为体制机制之一的医药卫生信息化建设成为国家医药卫生体制改革的重要支柱。《医改意见》要求加快医疗卫生信息系统建设,以建立居民健康档案为重点,构建乡村和社区卫生信息网络平台;以医院管理和电子病历为重点,推进医院信息化建设;利用网络信息技术,促进城市医院与社区卫生服务机构的合作;积极发展面向农村及边远地区的远程医疗。《医改意见》确立了信息系统在医疗卫生事业中的支撑地位,为我国医疗卫生信息化建设注入了强劲动力。《医改意见》公布以来,国家、地方政府和各级医疗机构在不同层面不断加大医疗卫生信息化建设力度,推进医疗信息化建设较快发展。

2012 年 6 月卫生部(现卫健委)国家中医药管理局发布了《关于加强卫生信息化建设的指导意见》(以下简称《意见》),《意见》提出卫生信息化建设的总体框架的 3521 工程,即建设国家、省、区域(地市或县级)三级卫生信息平台,加强公共卫生、医疗服务、医疗保障、药品供应保障和综合管理五项业务应用系统,建设居民电子健康档案、电子病历两个基础数据库和一个业务网络,将三级卫生信息平台作为横向联系的枢纽,整合五项业务的纵向功能和应用,以居民健康卡为连接介质,促进互联互通,实现资源共享。到 2015 年,初步建立全国卫生信息化基本框架。到 2020 年,建立完善实用共享、覆盖城乡的全国卫生信息化网络和应用系统,为实现人人享有基本医疗卫生服务目标提供有力的技术支撑。《意见》要求加强医疗服务应用信息系统建设,推进电子病历建设和应用,优化医疗服务流程,规范医疗服务行为,提高医疗服务质量和效率,保障医疗安全,实现医疗服务精细化管理,用信息化手段方便群众看病就医。要建立和完善以电子病历为核心的医院信息系统,通过区域卫生信息平台逐步实现医院之间检验结果、医学影像、用药记录以及患者基本健康信息的交换与共享。

2013 年 7 月国务院发布的《深化医药卫生体制改革 2013 年主要工作安排》要求推进医疗卫生信息化建设,启动全民健康保障信息化工程,推进检查检验结果共享和远程医疗工作。加强顶层设计,统筹制订医疗卫生信息化相关业务规范和信息共享安全管理制度体系,促进区域卫生信息平台建设。研究建立全国统一的电子健康档案、电子病历、药品器械、公共卫生、医疗服务、医保等信息标准体系,并逐步实现互联互通、信息共享和业务协同。

2013 年 9 月国家工业和信息化部公布《信息化发展规划》,提出加快医疗卫生信息化建设。围绕健全医疗服务体系的需要,完善医疗服务与管理信息系统,加快建立居民电子健康档案和电子病历,为开展远程医疗、远程救治和推进优质医疗资源共享打下基础。并将建立完善城乡居民电子健康档案和电子病历、建立医疗机构管理信息系统、加强区域医药卫生信息共享三项工作列为今后一个时期我国医疗卫生信息化发展的重点。

以上文件在政策层面规划了医院信息化建设的重点任务,可归纳为:①完善基于电子病历的医院信息系统,实现区域电子病历共享。②发展医疗保健信息服务和远程医疗,促进优质医疗资源的社会共享。③积极探讨物联网和移动医疗应用,提高智能化健康信息服务水平。上述任务的目标就是优化医疗服务流程,规范医疗服务行为,提高医疗服务质量和效率,保障医疗安全。

2.技术标准的实施

2009 年以来国家卫生部门加大了卫生信息化的顶层设计规范和信息数据标准的制订工作,先后出台了《电子病历基本数据集》《卫生信息数据元目录》《卫生信息数据元值域代码》《门诊诊疗基本数据集标准》《住院诊疗基本数据集标准》《住院病案首页基本数据集标准》《成人健康体检基本数据集标准》《电子病历基本数据集》等一批医疗卫生数据标准,以及《基于电子病历的医院信息平台建设技术解决方案》《电子病历基本规范》和《电子病历系统功能规范》等技术规范。其中《基于电子病历的医院信息平台建设技术解决方案》从医院信息系统的顶层设计入手,从技术层面规划了医院信息化建设框架。在该技术规范中,医院信息平台由门户、应用、服务、信息资源、信息交换、业务应用、基础设施、信息安全体系和系统运维管理、信息标准体系 9 个主要部分(层)组成,而贯穿各个部分的是电子病历、集成平台和临床数据存储库(clinical data repository,CDR)。以电子病历为核心,通过集成平台和 CDR 达到流程互通、业务协同、数据共享,实现医院信息系统间的互操作。国内医疗卫生信息规范和标准的发布与实施,以及国际通用标准的引进和推广,都将有力推进我国卫生信息化建设的规范、持续和健康发展。

先进、合理的整体设计方案是医院信息化建设发展到一定程度时需要解决的问题。在医院信息化建设初期,系统的数量和业务的复杂度都不高,随着医院信息化程度的提高,如果没有一个顶层解决方案,医院信息系统就会逐渐出现性能下降、运行阻滞,无法满足医院业务的需求。在基于电子病历的医院信息平台的整体技术架构中,医院信息系统核心点在于电子病历、CDR 和集成平台。电子病历是患者在医院的全部诊疗数据,这些数据由各个业务信息系统生成,记录了各个业务处理的全过程。CDR 是从各个业务系统数据库中按照一定规则提取生成的数据库,与分布在各个业务系统的数据不同,CDR 数据往往是以患者为索引形成的数据集合。CDR 更适合于面向患者的诊疗服务,如电子病历的集成视图、综合分析、辅助决策等。集成平台通过面向服务的架构(SOA),基于电子病历和 CDR,实现医院的各个业务系统的集成整合,包括业务流程的整合和数据的整合,达到系统的互联互通、业务协同和数据共享。不论是电子病历的生成、CDR 的构建,还是集成平台的建立,标准和规范起着关键的作用。

3.医疗机构的积极建设

我国医院信息化经过 30 多年的应用和发展,对医院管理的巨大支撑和推进作用充分体现了出来。越来越多的医院决策者已经把医院信息化建设上升到医院发展方向的高度来认识,他们努力学习医院信息化知识,主动参与制订医院信息化发展规划,积极倡导信息新技术的应用,加大医院信息化建设的经费和人力投入,促使医院信息化建设进入良好的发展状态。在许多医院,院长是信息化建设的"一把手",规划医院信息化建设,指导和协调解决医院信息化建设中的重点和难点问题。

医院信息化建设给医务人员带来的是现代化的应用和体验。各类信息系统的应用使医务人员摆脱了传统的繁杂手工操作,提高了工作效率、减少了操作错误、改善了工作条件,成了他们的最佳助手。随着信息化的广泛和深入应用,越来越多的医务人员充分感受和深切体会到信息技术应用给医疗工作带来了巨大改变,促使他们主动参与和积极推动本学科的信息化应用,一改过去只由医院信息部门推动信息化应用的情况。正是由于这种参与和结合,使临床需求和信息技术得以紧密结合,变一方推动为各方共同促进,达到医院信息化建设发展的良性局面。作为医院信息部门,要积极倾听和高度重视临床科室对信息化的需求,共同寻找信息技术应用的发展点,不断促进医院信息化建设全面协调发展。

医院信息化为患者提供了安全准确、便利快捷和价格合理的医疗服务。例如,诊疗预约和自助服务系统的应用,患者可以通过网络、电话、手机等方式预约门诊号和住院床位,查询检查检验结果。再如应用闭环诊疗质量管理系统,患者的诊疗全程处于信息系统的自动监控之中,最大限度地防止了人为操作错误等因素引起的医疗差错和事故。患者希望医疗机构能够通过信息化手段提供更多安全便利的医疗、保健、康复和健康服务。

医疗保险机构同样对医院信息化应用能力提出了越来越高的需求。从最初确认参保人员身份,到提交电子患者账单以及目前实时上传审核患者处方的要求,成为医院加强信息化建设的推动力。进一步,医疗保险机构还可以通过医疗信息系统直接监控患者的诊疗过程,拒绝支付由于医院自身医疗失误等原因产生的诊疗费用。

4.新技术的迅速发展

近年来,越来越多的信息新技术、新方法用于医院信息化建设之中,不断促进医院信息化建设发展。

2011年卫生部(现卫健委)印发了《基于电子病历的医院信息平台建设技术解决方案(1.0版)》,该方案绘制了基于电子病历的医院信息平台总体架构图,提出构建基于企业服务总线ESB的医院信息集成平台和临床数据存储库(CDR)。该技术方案为国内医院信息化建设的技术架构规划提供了有效的指引,尽管集成平台和CDR技术还在发展中,许多医院已经积极投入建设,并获得了成功的案例。集成平台和CDR的建立将突破目前医院信息化建设面临的系统繁杂、性能低下的瓶颈问题,使医院信息化建设进入一个更宽广的发展空间。

过去几年计算机技术发展迅猛,移动通信、物联网、虚拟化、云计算和大数据等技术的发展和应用正深刻影响着社会的发展,同样也深刻影响着医疗卫生领域的发展。移动通信、物联网与医疗技术的结合,形成了发展潜力无限的移动医疗。移动医疗消除了医患之间的空间和时间间隔,患者可以接受无处不在的医疗服务。通过移动医疗,使医疗监护实现实时化和无线化,监护中心可以实时观察和监控患者的生命体征信息。依靠移动物联网,医院实现对资产、药品、血液、医疗废弃物、消毒物品等的追溯管理,实现对生产流程、市场流动以及患者使用安全的全方位监控。依靠即时通信技术,实现即时付费以及网上诊断、网上病理切片分析、设备互通等。通过物联网实行灾难现场的医疗数据采集,包括各种医疗设备的互联互通,特别是由于次生灾害造成的灾害,通过网络实现现场统一资源调度。移动医疗使看病变得简单,例如,患者使用带有传感器的穿戴设备,医师就能随时掌握其心跳、脉搏、体温等生命体征,一旦出现异常,与之相连的智能医疗系统就会预警,提醒患者及时就医,发送救治指导等信息,为患者争取救治时间。

在计算机软件编程技术方面,TIOBE世界编程语言排行榜2013年11月公布的编程语言的流行趋势,排列在前5位的编程语言分别是:C、JAVA、Objective-C、C++、C#。新一代编程语言具有高度可视化、智能化和跨平台等强大功能,支持多核CPU、云计算、移动及分布式结构、结构化数据等的应用开发,为软件开发提供了更多选择和更强大的工具。在数据库技术领域,新一代数据库由面向数据管理发展为面向对象管理和知识管理,由传统的事务处理发展为决策支持,由传统的数据管理发展为大数据和开放数据管理,适用于分布式数据库、多维数据库、移动数据库和非结构化数据处理的应用。虚拟化和云计算技术显著提高了计算机网络资源的利用效率和管理性能,使医院信息技术人员从日益繁重的后台维护中解脱出来,得以专注前台应用软件和数据的维护,以及新系统的研发工作。

总体来说,我国医院信息化建设经历了初级发展阶段,逐步进入中期发展阶段。其标志之一就是从管理信息系统为主的应用,发展到以电子病历为核心的医院信息系统的应用,从粗放型管理发展为精细化管理,从临床业务管理发展为临床智能化服务。创新发展、持续发展是这个阶段的主题,新技术、新方法的应用是发展的保障。不断增长的医疗服务需求、快速发展的信息技术,为医疗卫生信息化发展提供了源源不断的动力。

二、医院信息化新技术应用

信息新技术的发展令人目不暇接,而且往往是第一时间用于医疗卫生领域。当前信息技术的热点,如系统集成、移动互联网、物联网、大数据、云计算等,都在医疗卫生领域有成功的应用,极大地推进了医院信息化应用发展。

(一)集成技术

随着医院信息化应用广度和深度的不断提升,医院信息系统的种类和数量不断增加,业务关系越来越复杂,一家大型医院的信息系统数量可以达到上百个之多,数据量达到数十 TB,而且还运行在不同的开发、运行和数据库环境。如此数量的、异构的信息系统,如果继续沿用以往的接口技术进行集成,医院信息系统结构将变得非常繁杂,效能低下,最终可能导致系统崩溃。

系统集成涉及用户界面、业务和数据三个层面。界面集成是指采用单点登录技术,将各个业务系统的登录界面整合在一起,用户只需输入一次用户名和密码即可在一个界面上展示所有业务功能,并在点击后进入相应的业务操作。界面集成并没有改变原有业务系统的工作模式,只是将各个系统的登录界面做了统一,起到整体操作的效果。业务集成是指业务系统之间的实时或异步信息交换、功能调用和流程调度。业务集成包括应用程序接口(API)调用、业务组件调用和基于服务功能调用三种方法。API 是一组定义、程序和协议的集合,通过调用 API 接口实现业务系统之间的信息通信和共享。业务组件调用则是采用CORBA、EJB、DCOM、WebService 等标准对 API 等应用进行封装处理,以业务组件形式提供调用。数据集成是指在数据库系统之间的数据交换和共享,以及数据之间的映射变换。数据集成通过业务系统间的数据交换达到集成,解决数据的分布性和异构性问题。数据集成的技术包括,建立通用共享数据库、建立统一的数据逻辑视图、系统间数据库访问以及采用数据仓库技术等。

系统集成的形式可以分为点对点模式、集线器模式和 SOA 模式。点对点模式是业务集成的最初形式,一个业务系统与另一个系统直接通话,采用接口开发的方式,通过一定标准协议紧密集成在一起。点对点模式实现简单,可用于基本的信息交互和数据传递,但问题是系统间紧密结合、缺乏弹性,当系统数量增加时部署模型复杂,若系统数量为 N,则系统之间的连接数量为 $[N\times(N-1)]/2$。集线器模式引入了中间件技术,将集成逻辑与业务逻辑分离开,大大增强了系统部署的弹性,并且简化接口开发工作量,N 个系统之间的连接数量减少为 N,从而将复杂的网状结构变成了简单的星形结构,易于管理大量的系统和连接。SOA(service-oriented architecture)模式是面向服务架构的新型集成体系,它将软件的功能设计成一个个独立封装的服务,并通过信息交换协议进行发布,达到无界限的联通和软件复用。在 SOA 模式下,医院信息系统的各种功能被设计为独立的服务,包括系统服务和应用服务等,还可加入新的服务,运行时系统根据用户业务需求组合调用,如图 3-1 所示。SOA 模式可以通过企业服务总线(ESB)实现,ESB 将集线器模式的星形结构扩展为总线结构,将总线上的各个服务按照用户需要的业务逻辑组装起来,使这些服务按照业务逻辑顺序执行,从而实现用户完整的业务功能。

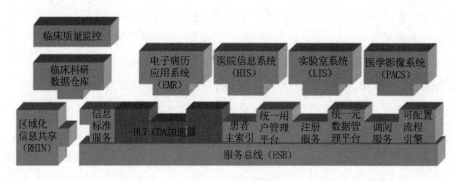

图 3-1 SOA 模式

(二)无线通信

无线通信技术是信息技术中发展最快的领域之一,WiFi、RFID、蓝牙、ZigBee、NFC、3G、GPS、卫星通信等无线通信技术都已经用于医疗卫生信息化领域,并形成一个称为"移动医疗"的分支。在上述无线技术的医疗应用中,WiFi主要用于数据传输,它是医院局域网的扩展,将信息系统的操作从医师办、护士站和诊疗室扩大到患者床边。RFID 则用于医疗物品、设备和患者定位、示踪和追溯,将医疗信息监控从计算机扩展到物体和患者,实现物联网中的物与物的相连。蓝牙、ZigBee 则主要用于近距离的数据传输,具有抗干扰和低功耗等特点,主要用于医疗设备数据的传输,许多生命体征采集设备、床边诊疗设备都使用蓝牙或 ZigBee 技术,将数据传输到设备基站中。NFC(near field communication)是一种极短距离的数据传输技术,通信距离仅为 20 cm(主动通信模式)和 10 cm(被动通信模式),传输速率在 0.5 Mbit/s 以内,能够实现设备间快速的识别和数据传输。电信 3G 网络具有覆盖面大、传输距离远的特点,主要用于远距离的数据传输。3G 网络的另一个特点是移动中的数据传输,例如在行驶的救护车上将患者的数据传输到医院。目前国内 4G 网络已经开放使用,4G 网络速度是 3G 网络速度的数十倍,带宽可达到数十 Mb,更多的诊疗数据可以通过 4G 网络实时传输。全球定位系统(GPS)的主要功能是定位,通过电子地图实现人员、物体的准确定位,辅助医疗救治的快速定位。GPS 还可用于物体的示踪,用于医疗的调度指挥、资源管理等场合。国内的 GPS(北斗定位系统)已经投入运行,将在医疗卫生信息化中发挥积极作用。卫星通信目前主要用于远程医疗和远程教育,随着卫星通信资源的丰富,其在医疗卫生信息化中的应用前景十分广阔。

(三)物联网

1.物联网概念

物联网(internetof things,IOT)最初的含义是指把所有物品通过射频识别(radio frequency identification,RFID)等信息传感设备与互联网连接起来,实现智能化识别和管理。2005 年,国际电信联盟(ITU)发布了一份名为《物联网》的年度报告,对物联网概念进行了扩展,提出了任何时刻、任何地点、任意物体之间互联,无所不在的网络和无处不在的计算的发展愿景,除 RFID 技术外,还包括传感器技术、智能终端技术、无线通信技术等的广泛应用。物联网是指通过信息传感设备,按照约定的协议,把任何物品与互联网连接起来,进行信息交换和通信,以实现智能化识别、定位、跟踪、监控和管理的一种网络。它是在互联网基础上延伸和扩展的网络。物联网是各种信息感知技术、网络技术、人工智能与自动化技术的聚合与集成应用,使"人"与"物","物"与"物"之间在信息层面建立联系和对话,并作用于行为控制和管理决策。

2.物联网技术

物联网结构主要包括 3 大部分,即感知层、网络层和应用层。

(1)感知层:感知层完成信息的采集和转换。感知层关键技术是各类传感器

(sensor),传感器是一种检测装置,能感测被测物体的信息,并将其转换为电信号或其他所需形式的信息输出,以实现信息的传输、存储和处理等要求。在医疗物联网中,医用传感器种类很多,它拾取人体的生理信息并以电信号输出,例如,电子血压计、体温计、监护仪、心电图机、DNA 芯片等。在医用传感器的电信号输出端加装无线发射装置,通过网络层将数据信息即时发送到应用层的信息系统。RFID 也是感知层常用的器件,又称电子标签。RFID 是一种非接触式的自动识别技术,它通过无线信号自动识别目标对象并获取相关数据,主要用于对物体和人员(医疗设备、医疗器械、医用材料、医疗垃圾、患者等)的探测、定位和示踪等。

(2)网络层:网络层承担信息的传输,包括互联网、局域网、无线网、移动网、GPS 定位系统、电信网以及有线电视网等,这些网络相互交织构成一个无所不在,无处不达的巨大网络。互联网时代,实现了计算机与计算机相连。互联网使用 TCP/IP 协议进行网络互联,每一台计算机设备具有一个独立的 IP 地址。TCP/IP 协议有 IPV4 和 IPV6 两个版本,IPV4 版中 IP 地址由 4 段 8 位二进制数组成,最多可有 2^{32}(约 43 亿)个独立地址,IPV6 版中 IP 地址由 8 段 16 位二进制数组成,最多可有 2^{128}(∞)个独立地址。物联网时代 TCP/IP 协议使用 IPV6 版,每个物体都能分配到一个 IP 地址。

(3)应用层:应用层实现信息的存储、分析和处理。由传感器采集的医疗数据信息通过网络层传输至应用层的相关信息系统中,实现对该信息的应用。医疗物联网的应用日益丰富,例如,消毒物品和手术器械追溯管理、医疗设备物资管理、病房和家庭监护、远程医疗救治、120 急救管理等。

(四)虚拟化

1.虚拟化概念

虚拟化(virtualization)是将计算机资源进行抽象的一种方法。通过对计算机物理资源的虚拟化,用户可以像使用计算机物理资源那样使用虚拟化资源。虚拟化是物理资源的逻辑表示,不受物理限制的约束。虚拟化应用包括计算机CUP、存储、网络等各种资源的虚拟化,用户可以在虚拟系统中使用物理系统的部分或者全部功能。虚拟化技术能够通过区分资源的优先次序,并随时随地将系统(服务器、存储、网络等)资源分配给最需要它们的工作负载,从而简化管理和提高效率,提高资源的高效利用。图 3-2 是虚拟化原理示意图,可以看到物理主机硬件通过虚拟化后分成若干台虚拟机。

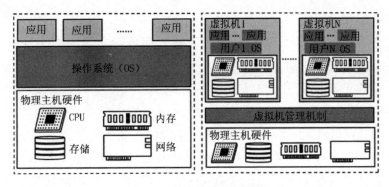

图 3-2　虚拟化原理示意图

注:左图是虚拟化前所有应用在一个操作系统上运行,右图是虚
拟化后分为若干个虚拟机,应用分别在 N 个虚拟机上运行

2.虚拟化技术

(1)服务器虚拟化:服务器虚拟是指在物理服务器上运行多个相互独立的操作系统的一种技术。通过虚拟化软件将单台或若干台物理服务器划分为多个虚拟机,并为每个虚拟机分配物理服务器上的资源,包括 CPU、内存、硬盘和网络资源等。虚拟化允许具有不同操作系统的多个虚拟机在同一物理机上独立并行运行。每个虚拟机都有自己的一套虚拟硬件(CPU、内存、硬盘和网络等),可以在这些硬件中加载操作系统和应用程序。采用虚拟服务器技术可以充分发挥物理服务器的计算潜能,迅速应对数据中心不断变化的需求。

(2)存储虚拟化:存储虚拟化是把各种不同的存储设备有机地结合起来使用,从而得到一个容量很大的"存储池"提供给各种服务器使用,同时数据可以在各存储设备间灵活转移。存储虚拟化的基本概念是将实际的物理存储实体与存储的逻辑表示分离开来,应用服务器只与分配给它们的逻辑卷(或称虚卷)打交道,而不用关心其数据是在哪个物理存储实体上。逻辑卷与物理实体之间的映射关系由安装在应用服务器上的卷管理软件(称为主机级的虚拟化),或存储子系统的控制器(称为存储子系统级的虚拟化),或加入存储网络 SAN 的专用装置(称为网络级的虚拟化)实现管理。

(3)应用虚拟化:应用虚拟化也称为桌面虚拟化,该技术把应用程序的人机交互逻辑(应用程序界面、键盘及鼠标的操作、音频输入输出、读卡器、打印输出等)与计算逻辑隔离开来,客户端无须安装软件,通过网络连接到应用服务器上,计算逻辑从客户端迁移到后台的应用服务器完成,实现应用的快速交付和统一管理。应用虚拟化通常包括两层含义:①应用软件的虚拟化;②桌面的虚拟化。

应用软件虚拟化是将应用软件从操作系统中分离出来,通过自己压缩后的可执行文件夹来运行,而不必需要任何设备驱动程序或者与用户的文件系统相连。桌面虚拟化是专注于桌面应用及其运行环境的模拟与分发,是对现有桌面管理自动化体系的完善和补充。

(4)网络虚拟化:网络虚拟化是将物理网络中的交换机、网络端口、路由器用虚拟表示形式所取代,网络管理员能够对虚拟网络各类要素进行配置以满足其需求。网络虚拟化可分为外部网络虚拟化和内部网络虚拟化。外部网络虚拟化指将多个物理网络整合为更大的逻辑局域网,或者将单个物理网络划分为多个虚拟局域网。内部网络虚拟化指通过在虚拟服务器内部定义逻辑交换机以及网络适配器,创建了一个或多个逻辑网络。内部虚拟化网络能够连接运行在一台服务器上的两个或多个虚拟服务器,允许虚拟服务器在没有外部网络的主机上交换数据,而且虚拟服务器之间的网络流量不必经过物理网络基础设施。内部网络虚拟化可减少物理网络流量,提升虚拟机性能,增加虚拟机安全性。

3.虚拟化的意义

(1)提高 IT 资源的利用率:传统的 IT 用户需为每一项业务应用部署一台独立的服务器,实际上服务器在大部分时间处于空闲状态,资源得不到最大利用。虚拟化硬件是由多个个体组成的一组硬件资源,将许多资源组成一个庞大的、计算能力十分强大的"巨型计算机",再将这个巨型计算机虚拟成多个独立的、可动态配置的系统,分配给不同的业务应用,达到 IT 资源的最大利用。

(2)提供安全高效的运行环境:用户可以在一台计算机上模拟多个不同的操作系统,虚拟系统下的各个子系统相互独立,即使一个子系统遭受攻击而崩溃,也不会对其他系统造成影响。通过虚拟机的备份机制,发生故障的子系统可以被快速恢复。

(3)便于管理和升级资源:传统的 IT 服务器资源是硬件相对独立的个体,对每一个资源都要进行相应的维护和升级,会耗费企业大量的人力和物力。虚拟化系统将资源整合,在管理上十分方便,提高了工作效率。

(4)节约投资和能耗:采用硬件虚拟化能最大程度节约硬件投资,同时有效地节约数据中心能耗,缩小数据中心占用的空间,提高维护人员的工作效率。

(五)云计算

云计算(cloud computing)是分布式处理(distributed computing)、并行处理(parallel computing)和网格计算(grid computing)的发展。虚拟化实现了计算资源的高度整合和利用,是云计算的基础。云计算以一种新型的共享基础架构方法,将所有的计算资源集中管理,并以网络的方式向用户提供 IT 资源服务。"云"中的资源在用户看来是可以随时获取和按需扩展的,这种特性经常被比喻为像水电一样使用 IT 资源,按需购买和使用。

云计算按照服务类型可以分为 3 类:①基础设施即服务 IaaS(infrastructure-as-a-service)。②平台即服务 PaaS(platformas-a-service)。③软件即服务 SaaS(software-as-a-service)。图 3-3 是三类云服务的示意图。由图 3-3 可见,IaaS 包括虚拟化、服务器、存储器和网络服务,PaaS 则包括 IaaS 服务以及操作系统、中间件和软件运行服务,而 SaaS 则包括 IaaS、PaaS、数据和应用软件服务。用户可以根据自身的需求购买或租用相应的服务。

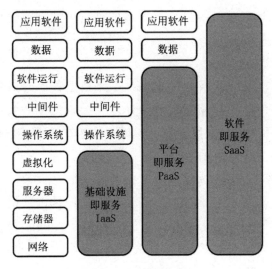

图 3-3 云服务的分类

云计算具有几个主要特征:①资源动态配置,云计算可以根据用户的需求动态增配或释放物理和虚拟资源,实现资源的弹性供给。②需求服务自助化,云计算为用户提供自助化的资源服务,客户可以采用自助的方式选择服务项目和资源。③云计算以网络为中心,并通过网络向用户提供服务,从而使得云计算服务无处不在。④服务可计量化,即资源的使用可被检测和控制,是一种付费使用的服务模式。⑤资源的池化和透明化,在云计算中所有资源被统一管理和调度,形成"资源池",同时资源是透明的,用户无须了解其内部结构,按需使用即可。

云计算又分为公有云和私有云。公有云通常是指由云服务商建立、管理,向公众用户提供的云服务,公有云一般通过 Internet 使用。私有云是指企业内部建立和使用的云,它的服务对象是企业内部人员或分支机构。私有云的部署适合于有众多分支机构的大型企业或政府部门。

(六)大数据

大数据(big data)是指那些超过传统数据库系统处理能力的数据。它的数据规模和转输速度要求很高,或者其结构不适合原本的数据库系统,为了获取大数据中的价值,必须选择另一种方式来处理它。大数据具有的 4V 特点:大量(volume)、多样(variety)、高速(velocity)、可信(veracity)。大数据的计量单位从目前常用的 TB(240 bytes)扩展到 PB(2^{50} bytes),甚至 ZB(2^{70} bytes),增加千倍和十亿倍,大数据量以年 50%的速度增加,预测到 2015 年全球的数字数据量可达到 7.9 ZB。大数据呈现结构化、半结构化和非结构化的多样性以及数据流传输的高速性。大数据的分析结果具有很高的可信度和商业价值,因此大数据主要用于预测、决策和分析等用途。

1.大数据技术

虚拟化、物联网、云计算技术应用催生了大数据技术,一般能够使用传统的数据库、数据仓库和 BI 工具能够完成的处理和分析挖掘的数据,还不能称为大数据,这些技术也不能称为大数据技术。面对大数据环境,包括数据挖掘在内的商业智能技术正在发生巨大的变化。

(1)传统数据库技术:传统的数据库技术无法满足大数据的处理要求,新的数据库技术包括:①并行数据库:通过多个节点并行执行数据库任务,提高整个数据库系统的性能和可用性。②非关系性数据库(NoSQL):采用更加简单的数据模型,减少关系性数据库的高度数据关联性,以适应大数据的处理。③新型数据库:对传统数据库技术进行改良和优化,去除传统数据库中制约性能的机制,提高数据库处理大数据的能力。

(2)大数据云计算技术:云计算将计算任务分布在大量计算机构成的资源池上,使用户能够按需获取计算力、存储空间和信息服务。云计算分布式架构能够很好地支持大数据存储和处理需求,并使用户能低价获取巨量计算和存储能力,使得大数据处理和利用成为可能。2011 年甲骨文公司推出 Oracle 大数据机(oracle big data appliance),Oracle 大数据机是一款集成设计的系统,旨在简化大数据项目的实施与管理。该数据机采用 18 台 Oracle Sun 服务器的全机架式配置,总共拥有 864 GB 主内存、216 核 CPU、648 TB 原始磁盘存储空间,采用 40 Gb/s的网络连接以及 10 Gb/s 的以太网数据中心连接,可连接多个机架进行横向升级扩展,使其能够获取、组织和分析超级海量的数据。

(3)大数据处理:在大数据中,结构化数据只占 15%左右,其余的 85%都是非结构化或半结构化数据,大数据需要解决半结构化和非结构化数据的高效处理。大数据需要使用非传统工具来对大量的结构化、半结构化和非结构化数据进行处理,采用适合不同行业的大数据挖掘分析工具和开发环境,从而获得分析和预测结果的一系列数据处理技术。

2.医学大数据

医疗卫生相关数据的主要来源有以下几种。

(1)人体 DNA 数据:DNA(脱氧核糖核酸)是人体基本遗传物质,一个人的 DNA 数据量可达 3 GB。

(2)病程记录数据:病程记录数据的特点是非结构化,一个患者一次住院可以产生0.6~1.0 MB的病程记录数据。

(3)检验数据:检验数据主要以数值表示,一家国内的大型综合医院一天可以产生 13~15 MB的检验数据。

(4)电生理数据:包括心电、脑电等数据,一般以数值/时间的曲线表示。

(5)医学影像数据:包括 CT、MRI、DSA、ECT、PET、X 线、超声、内镜等各种影像学检查产生的数据,目前一家国内的大型综合医院一天可以产生 30~50 GB的图像数据。

(6)治疗数据:包括患者在医疗机构接受各类治疗产生的数据,例如,医嘱、处置、手术记录、监护数据等。

(7)管理信息数据:主要包括医疗机构患者、经费、药品、设备和物资的管理数据。

(8)医学文献数据:包括各类医学期刊文献、书籍、知识库等数据,医学文献数量每年递增速度约 7%,每 10~15 年增加 1 倍。

(9)公共卫生数据:公共卫生数据包括居民健康档案、妇幼保健、传染病、公共卫生服务、环境卫生等数据,这些数据主要由政府卫生管理部门采集和管理。

(10)搜索引擎数据:与上述数据不同,这类数据并非来自医疗机构和卫生管理部门,而是来自互联网上的搜索网站。国内最大的搜索引擎百度,2013 年日最高处理搜索量达到 50 亿次。国外一些研究者与卫生机构已经开始利用搜索引擎进行流行病和疫情监控。

3.大数据的应用

《纽约时报》的一篇专栏文章称"大数据"时代已经降临,在商业、经济及其他领域中,决策将日益基于数据和分析,而不是基于经验和直觉。哈佛大学社会学教授加里·金指出:这是一场革命,庞大的数据资源使得各个领域开始了量化进程,无论学术界、商界还是政府,所有领域都将开始这种进程。

在医学领域,大数据应用涉及以下几个方面。①药品研发:实验室和临床数据分析有助于加快药品研发过程和提高药品安全性。②临床决策支持:通过临床数据进行分析,为医师的临床诊疗方案提供决策支持。③药物临床应用分析:通过分析药物临床效果、不良反应和其他不良反应等数据,对药物进行筛选。④流行病、疫情监控:利用搜索引擎等手段预测和监控流行病和疫情。⑤人口健康分析和预测:对国家和区域居民健康档案、电子病历等数据进行分析,预测人口健康和疾病。

(七)移动医疗设备

1.数字化医疗设备

随着医院信息化应用程度的不断提高,数字化医疗设备已经逐步取代传统的模拟医疗设备。数字化医疗设备在采集人体模拟信号(如图像、电信号、温度和血压等)后,通过模数转换器(A/D)将模拟信号转换为数字信号,再由设备内部的计算机进行处理和显示,并可从设备提供的标准数据接口输出。医院信息系统从数字医疗设备的数据接口获取数据进行管理和应用,同时也可向设备发送指令,控制设备的操作。一个典型的例子是CT成像设备,CT采用X线成像,X线从CT的X线球管发出,透过人体后被安装在X线球管对面的X线传感器接收,传感器的功能是将X线信号转换为电信号,该信号的强弱以电平高低表示(即模拟信号)。模拟信号通过模数(A/D)转换器转换为数字信号,数字信号以数值大小表示信号强弱。经过上述转换后,数字信号进入CT设备内部计算机系统进行图像重建和显示。重建后的图像可按照国际图像格式标准(DICOM格式)进行处理并提供输出。医院的图像信息系统(PACS)即可从CT输出接口获取DICOM格式图像进行存储管理和向全院提供查询、浏览和归档等服务。同时PACS系统可通过接口与CT连接,进行患者图像匹配,控制CT图像传输等操作。

2.移动医疗设备

移动医疗设备简单地说就是在数字化医疗设备的输出端加装无线发射装置,实现与外部计算机系统的数据传输。例如,加装了无线装置的床边X线机、B超机、心电图机,在患者床边完成检查后就可即时将检查数据发送到医院信息系统,带有无线装置的监护仪、生命体征采集设备用于120患者急救、灾难救治,在患者的运送途中即可将信息发送到医院信息系统,为患者的诊断和救治赢得宝贵时间。

移动医疗设备最广泛的应用是便携式和家庭式个人移动医疗,集数字化、无线化、便携化和智能化为一体的个人移动医疗设备给人们带来了全新的健康服务和医疗体验。

个人移动医疗由传感器、模数转换器、无线发射装置、数据处理器和远端服务系统组成。如同数字化医疗设备一样,传感器将人体的生理信息转换为电信号,通过模数转换为数字信号后通过无线发射装置发送到数据处理器。在个人移动医疗应用中,智能手机是最常用的数据处理器,它通过蓝牙等无线传输方式,接收从传感器发送来的生理信息,并进行处理、分析和显示。进一步,手机通过 WiFi 等无线网络将生理信息发送到远端服务系统,远端服务系统可以是医院、保健和健身机构的移动医疗服务平台等,由这些服务系统对生理信息做进一步的分析处理,并提供连续监控、反馈、提醒和健康指导。

个人移动医疗设备的特点是小型化和可穿戴化,装有多种传感器的穿戴医疗设备可全时间和全方位获取人体健康信息,为医疗保健服务提供一种全新的模式。无线医疗设备市场方兴未艾,各种新型无线医疗设备层出不穷,无线医疗设备将在保健和健康服务领域发挥巨大作用。

第三节 医院信息化建设下的经济管理展望

一、医院信息化应用展望

展望医院信息化应用的发展,就是展望信息新技术在医院应用的前景。新技术催生新应用,通过新技术、新应用拓展和提升医院管理和医疗服务的能力和水平,创新医疗服务模式,解决医院发展难题,推进医院现代化建设。

(一)医院信息平台

医院信息平台(hospital information platform)是指连接医院各个业务信息集成系统,将其功能和信息集成到相互关联、统一协调的系统中,提供互联互通、充分共享、集中高效的操作环境。

基于电子病历的医院信息平台是指以患者电子病历的信息采集、存储和集中管理为基础,连接临床信息系统和管理信息系统的医疗信息共享和业务协作平台,是医院内不同业务系统之间实现统一集成、资源整合、数据共享和高效运转的基础和载体。

医院信息平台包括管理信息系统和临床信息系统,电子病历系统是临床信息系统的一部分,但处于整个系统的中心位置,起到主导作用。电子病历系统实现对电子病历的操作和管理,具有电子病历安全管理、操作管理、病历展现、质量控制、辅助决策和知识库等功能。电子病历系统的核心是电子病历。

以电子病历为"核心"的医院信息平台体现了以患者为"中心"的医疗服务,建立基于电子病历的医院信息平台是医院信息化建设的发展方向,是数字化医院的基础设施。基于电子病历的医院信息平台也是在区域范围支持实现以患者为中心的跨机构医疗信息共享和业务协同服务的重要环节。

(二)临床数据中心 CDR

随着医院信息化建设和发展,医院的临床信息系统日益完善,逐步覆盖了患者的各个诊疗环节和过程。临床信息系统的应用有效优化了诊疗业务的流程、提高了诊疗工作效率、改善了诊疗工作质量、促进了诊疗服务改进。伴随临床信息系统的应用,分立的临床信息系统业务数据之间的传输、交换、整合和共享等操作越来越多,但由于系统间的异构异源和数据标准等问题,上述数据操作十分困难。近年来电子病历应用的发展、基于电子病历的临床信息系统的建设也对临床信息系统数据的管理和应用提出了新的需求。因此,业界提出了临床数据存储库(clinical data repository,CDR)的概念,有文献称为临床数据中心。CDR是指临床信息系统的业务数据的集中管理和应用,为实现基于电子病历的医院信息平台提供数据服务。CDR 的构建应包括以下内容。①数据关联:数据符合以患者或疾病等为主题的数据组织架构。②数据标准化:数据应遵循统一的数据框架和数据编码标准。③数据主索引:具有统一的标志主索引。④数据集中:数据存储的物理集中或逻辑集中。⑤数据共享:支持面向医院和区域信息系统的数据应用和共享。⑥数据安全:访问权限管理、数据安全管理和隐私保护。⑦可长期保存。CDR 是将来自不同临床信息系统的业务数据以一定规则集中管理和提供应用服务的数据集合。

1.CDR

电子病历是患者(或保健对象)临床诊疗和指导干预信息的数据集成,数据来自各临床信息系统和管理信息系统。与存储于各自临床系统的数据不同,将电子病历采用统一存储和管理,从而形成临床数据存储库(CDR)。CDR 是电子病历(EMR)的一种存储形式。

CDR 将各个系统产生的医疗业务、临床和管理数据进行规整后,按照规定格式进行存储和归档,供信息系统用户调用。CDR 是医院为支持临床诊疗和管理、教研活动,以患者为索引构建的数据存储结构。CDR 是物理存储,而不仅仅是概念或逻辑存在。在基于电子病历的医院信息平台数据构架中,CDR 是处于前台业务数据库与数据仓库之间。前台业务数据库用于支持原始数据采集和联机事务处理(OLTP),例如,医护工作站、LIS、PACS 等系统的数据库。数据仓库用于支持辅助决策等联机分析处理(OLAP),数据从业务数据库经过抽取、转换和加载(ETL)处理建立,其数据相对稳定和反映历史变化。CDR 则用于支持及时性的、操作性的、集成性的整体信息的应用,CDR 的数据来自前台业务系统,但与其具体业务流程无关,CDR 是面向患者的、集成的、标准的、可变的、当前的细节数据集合。CDR 是医院为支持临床诊疗和教学、科研活动,而以患者为中心重新构建的新的一层数据存储结构,是基于电子病历的医院信息平台的核心构件。

2.操作数据存储

操作数据存储(ODS)主要涵盖临床和管理数据,对数据即时查询、数据仓库、面向患者的公众信息服务以及区域卫生提供数据层支持。同时,ODS 数据库支持整个医院范围内各业务系统的协同,可以与 CDR 结合作为院内临床及其他业务驱动的数据,为医院内平台级别的应用,如统一调阅等提供信息支撑。

ODS 具备数据仓库(联机分析处理 OLAP)的部分特征和业务系统(联机事务处理 OLTP)的部分特征,ODS 是面向主题的、集成的、当前或接近当前的、不断变化的数据集合。

ODS 数据库主要是作为 CDR 存储库外的业务需求的补充。除了电子病历外,医院信息平台还需要支持一些其他业务,比如居民健康档案、妇幼保健等具体医疗保健业务。这些业务所需的一些信息可以从电子病历中抽取,但是同时另一部分信息可能和健康信息毫无关系,只是为业务统计分析时使用,它们也有一定的业务流程,ODS 就成为此类数据的存放场所。ODS 数据库还包含对这些业务数据的汇总、展现、统计查询等功能的支持,它不仅仅是一个单纯的存储服务,可以依赖区域医疗信息系统实现共享。

ODS、数据仓库和业务信息库的区别在于,业务信息库针对现场事务性操作和这些操作所对应的业务数据存储,其特点是数据实时性很强,但数据规模不大。数据仓库一般针对很大规模的数据量,但是其数据为历史数据,时效性不强。ODS 则介于两者之间。

3.数据仓库

数据仓库(DW)是一个面向主题的(subject oriented)、集成的(integrate)、相对稳定的(nonvolatile)、反映历史变化(time variant)的数据集合,用于支持管理决策。对于数据仓库的概念可以从两个层次予以理解:首先,数据仓库用于支持决策,面向分析型数据处理,它不同于企业现有的操作型数据库;其次,数据仓库是对多个异构的数据源的有效集成,集成后按照主题进行了重组,并包含历史数据,而且存放在数据仓库中的数据一般不再修改。

(1)面向主题:是指操作型数据库的数据组织面向事务处理任务,各个业务系统之间各自分离,而数据仓库中的数据是按照一定的主题域进行组织的。

(2)集成:是指数据仓库中的数据是在对原有分散的数据库数据抽取、清理的基础上经过系统加工、汇总和整理得到的,必须消除源数据中的不一致性,以保证数据仓库内的信息是关于整个企业的一致的全局信息。

(3)相对稳定:是指数据仓库的数据主要供企业决策分析之用,所涉及的数据操作主要是数据查询,一旦某个数据进入数据仓库以后,一般情况下将被长期保留,也就是数据仓库中一般有大量的查询操作,但修改和删除操作很少,通常只需要定期的加载、刷新。

(4)反映历史变化:是指数据仓库中的数据通常包含历史信息,系统记录了企业从过去某一时点(如开始应用数据仓库的时点)到目前的各个阶段的信息,通过这些信息,可以对企业的发展历程和未来趋势作出定量分析和预测。

(三)电子病历的高水平应用

2009 年以来,国家卫生部先后下发了《电子病历基本数据集编制规范(征求意见稿)》《基于电子病历的医院信息平台建设技术解决方案(1.0 版)》《电子病历基本规范(试行)》《电子病历基本功能规范(试行)》等文件,积极推进电子病历在国内医院的应用。2011 年国家卫生部下发了《电子病历系统功能应用水平分级评价方法及标准(试行)》的通知(以下简称《方法及标准》),对国内医院应用电子病历系统的水平进行评价。《方法及标准》将电子病历系统整体应用流程划分出角色与项目,共有病房医师、病房护士、门诊医师、检查科室、检验处理、治疗信息处理、医疗保障、病历管理、电子病历基础 9 个角色,每个角色下面制订了若干评价项目,总共有 37 个考查项目。电子病历应用水平划分为 0～7 级 8 个等级:0 级表示未形成电子病历系统;1 级表示部门内初步数据采集;2 级表示部门内数据交换;3 级表示部门间数据交换,初级医疗决策支持;4 级表示全院信息共享,中级医疗决策支持;5 级表示统一数据管理,各部门系统数据集成,基本建立以电子病历为基础的医院信息平台;6级表示全流程医疗数据闭环管理,高级医疗决策支持;7级表示完整电子病历系统,区域医疗信息共享。每提升一个等级,代表电子病历系统应用水平的提高与跨越。在卫生主管部门的推动下,国内医院电子病历系统的应用水平不断提高。根据 CHIMA《2012－2013 年中国医院信息化状况调查》报告,我国医院电子病历系统为 46.67%,相比 2007－2008 年度的 28.61% 有了明显增长。2012 年卫生部(现卫健委)组织国内 848 家三级医院进行了电子病历系统功能应用水平分级评价,评价结果如表 3-1 所示。

表 3-1 电子病历系统功能应用水平分级评价结果

级别	级别描述	医院数	百分比
7 级	完整电子病历系统,区域医疗信息共享	0	0.00%
6 级	全流程医疗数据闭环管理,高级医疗决策支持	1	0.10%
5 级	统一数据管理,各部门系统数据集成	5	0.60%
4 级	全院信息共享,中级医疗决策支持	23	2.70%
3 级	部门间数据交换,初级医疗决策支持	188	22.20%
2 级	部门内数据交换	269	31.70%
1 级	部门内初步数据采集	102	12.00%
0 级	未形成电子病历系统	260	30.70%

由表 3-1 可见,应用水平为 4 级及以上的医院比例只有 3.4%,未形成电子病历系统的医院比例还有 30.7%,说明国内电子病历系统的应用还有很大的发展空间。2012 年 11 月国家卫生计生委、国家中医药管理局印发的《医疗机构病历管理规定(2013 年版)》指出,电子病历与纸质病历具有同等效力,这是国家以规范形式确认了电子病历的法律效力,将有力推动电子病历系统的应用。

电子病历系统的高水平应用将是下一步医院信息化建设发展的重点内容。电子病历系统高水平应用主要包括以下 4 个方面:①建立覆盖临床诊疗全过程的医疗信息化管理,逐步形成完整的电子病历系统。②充分利用合理用药、临床路径、循证医学、诊疗指南等医学和诊疗知识库,辅助医疗决策。③建立基于电子病历的医院信息平台和临床数据存储库(CDR),实现以电子病历系统为核心的各个业务信息系统间流程通畅、协同操作、数据共享、集中高效的信息平台。④加强卫生信息标准化应用,积极参与区域卫生信息化建设,实现区域医疗服务的业务协同和信息共享。

(四)医院的精细化管理

面对医学发展、医改新政、医院转型以及法制社会对医院管理的新要求,国内越来越多的医院开始探讨和实施精细化管理。医院精细化管理将促进医院从外延式向内涵式,从粗放型向集约型,从经验型向科学型和从共性化向个性化的 4 大转变,实现医院管理的科学化、精细化和规范化。

精细化管理是一个贯穿医院管理全程的管理模式,需要把精细化管理贯穿于医院的所有管理活动和操作过程。精细化管理包括精细化操作、精细化控制、精细化核算、精细化分析、精细化规划,5 个基本方面。

1.精细化操作

精细化操作是指医疗活动中的每一个行为都要严格遵守操作规范,严格执行标准,减少偏差与偏离度。

2.精细化控制

精细化控制是指医院组织内部运作的严格的计划、实施、核查和反馈的过程。

3.精细化核算

精细化核算是指通过精细化的成本核算,使医院管理者及时发现医院运营状况与优劣,及时调整发展规划和战略。

4.精细化分析

精细化分析是指通过现代化手段,从多个角度展现和从多个层次去跟踪和分析医院管理中的问题。

5.精细化规划

精细化规划是指医院层制订的中远期发展目标的科学性、规范性、可实施性和可检查性。

医院精细化管理主要包括成本核算管理、人力资源管理、医疗流程管理、医院绩效管理、医院内部管理等多方面,随着医院精细化管理的技术发展和深入应用,精细化管理将覆盖医院管理的各个环节和全部过程。

信息系统是实现医院精细化管理的基本手段,信息化管理信息系统使精细化管理实现程序化、标准化、数据化和智能化,保证管理各要素精确、高效、协同和持续运行。

精细化管理信息系统的建设要以医院信息平台和数据中心为基础,要实现各类管理系统间的业务协同和数据共享,要采用数据仓库、数据挖掘、商业智能和辅助决策等技术提高精细化程度。

精细化管理信息系统需要对现有的医院管理流程进行优化,通过对医院各类管理流程进行细致分析和合理调整,并在管理信息平台上固化下来,成为医院实施精细化管理活动的规范流程。

在精细化管理信息系统中,各类管理指标需要量化到事务处理的过程中,并形成计划、实施、核查和反馈过程,达到持续改进的目的。信息系统要能够为管理参与者提供友好的界面、简便的操作、完整的信息、及时的提示和智能的控制。

(五)移动医疗和远程医疗

1.移动医疗

美国医院信息管理系统协会(HIMSS)给出的定义是,通过使用移动通信技术,例如,智能手机、3G/4G 移动网络和卫星通信等,提供医疗服务和信息,称为移动医疗 mHealth(mobile health)。在基础技术上,移动医疗包括移动(无线)网络、移动设备和移动医疗应用程序(APP)3 个方面。无线技术和医疗物联网发展日新月异,速度、稳定性和安全性不断完善,网络覆盖面越来越广,为移动医疗的应用提供了良好的基础。移动设备包括移动终端和移动医疗设备,移动终端种类很多,各类平板电脑、智能手机以及专门用于移动医疗的护理 PDA(个人数据终端)、医疗推车等。移动医疗设备可在数字化的医疗设备上加上无线功能,实现移动应用,也有专为移动医疗开发的医疗设备。移动心电图、B 超、DR、体征采集和监护仪等设备可进行患者床旁检查和采集,检查和采集结果即时传输到医疗中心,为患者提供方便、快速的服务。移动输液监控器可实现患者输液诊疗的集中管理和控制,通过移动输液监控器,护士可在护士站屏幕上直观监控本病区所有输液患者的输液情况,并具有流量控制、结束报警等功能。移动终端和医疗设备特别适合于院外、远程医疗急救,可以第一时间将患者的生命体征信息、检查结果传输到医疗中心,通过医疗中心的专家指导患者救治。移动医疗APP 种类繁多,安装在手机等智能终端内,接收从移动医疗设备发来的体征信息,进行处理、分析和显示。还可以将这些体征信息传输到医疗服务机构的云平台,实现进一步的健康指导和健康服务。

除了上述的移动网络、设备和 APP 外,实现移动医疗服务的关键一环是由具有医疗资质的医疗服务机构提供的移动医疗云平台。移动医疗云平台接收从智能终端发送来的个人体征信息,并根据移动医疗服务协议提供相应的专业服务。

在医院,移动医疗的应用将医疗服务扩展到患者床边,解决了从医师办公室和护士站到病房床边的最后 50 米问题。护士使用手持 PDA 在患者床边实现患者身份核对、患者体征记录以及医嘱执行和信息查阅等操作。医师使用移动查房车或平板电脑进行查房、巡诊等工作。急重患者使用无线生命体征采集,可以定时自动将患者的生命体征数据传输到护理信息系统。移动心电图机、B超机、DR 等移动检查设备将检查服务推送到患者床边,同时第一时间将检查结果发送到医师工作站。移动医疗应用使得诊疗处置的信息化管理推进到患者身边,实现了医疗质量的闭环管理,显著提高了医疗质量。同时,移动医疗有效减轻了医务人员的工作量,有效改善了医疗服务。

移动医疗可以为人们提供无所不在的医疗和保健服务。利用各种移动通信网络和移动设备,可以定时或不定时地采集个人的体征数据并传输到医疗中心,实现对个人健康状况的实时监控,并给予及时的指导或治疗。在灾难救治中,移动医疗起到非常重要的作用,远程会诊、远程手术等远程救治手段可以第一时间挽救灾民的生命。移动医疗在 120 院前急救中同样起到积极作用,医疗救治GPS 的急救资源定位和呼叫患者定位技术,可以大大缩短急救达到时间。移动生命体征采集设备可以在患者到达医院前将有关患者急救信息传输到医院,医院可为抢救患者做好相关准备。

其实,移动医疗最有潜力的应用是在个人和家庭的健康保健、慢病治疗、家庭照护等个性化医疗服务场合为人们提供无所不在的医疗和保健服务。利用各种移动通信网络和移动设备,可以定时或不定时地采集个人的体征数据并传输到医疗中心,实现对个人健康状况的实时和长期不间断监控,并给予及时的指导或治疗。例如,糖尿病患者的居家治疗,患者利用无线血糖检测仪定时测试血糖水平,测试结果实时发送到社区卫生中心的糖尿病管理数据库,并由医师连续观察和指导治疗。

2.远程医疗

远程医疗(telemedicine)已不局限在远程会诊的应用,今天的远程医疗(或称为远程医学)包括远程会诊、远程手术、远程监护、远程诊断和远程教学等诸多应用,成为信息化条件下医疗服务的一种新模式。中共中央十八届三中全会《关于全面深化改革若干重大问题的决定》提出,"充分利用信息化手段,促进优质医疗资源纵向流动。"其中远程医疗就是促进优质医疗资源从大城市、大型医疗机构向边缘地区、中小医疗机构流动,提供医疗服务的最有效方法。

国内已有省市地区成立了远程医疗中心,建立了区域协同医疗联合体,采取一家或若干家大型医疗机构联合一批中小医疗机构形成医疗协作关系,提供远程会诊、远程教学、咨询指导、双向转诊、科研合作、医疗资源共享等方面的服务,帮助基层医疗机构提高临床医疗服务能力,促进区域内的分级医疗,为实现新医改"保基本、强基层、广覆盖"的目标,为患者提供优质的医疗服务而作出努力。全军远程医学信息网是以卫星通信、计算机信息技术为平台,以实现远程医疗会诊、医学教育、视频会议、信息发布、图书情报信息检索等远程医学应用为目的的全军性大规模卫生信息技术建设工程,是国内最有影响的远程医学专业网络之一。该网具有完善的组织管理体系,成立了远程医学网络管理中心承担全网的管理和维护工作,设立了全军远程医学中心、大单位远程医学中心、远程医学工作站三级应用机构负责业务工作的开展,统一了远程医疗会诊室、远程教学演播室、远程医学教学室、远程电子阅览室和机房等工作场所的技术标准。目前,入网医院已经覆盖全国 700 多家医疗机构。中国人民解放军总医院远程医学中心建立的远程联网医院有 1 300 余家,采用卫星、互联网、移动通信等多种远程接入方式,提供集远程临床会诊、影像会诊、教育培训、学术交流、医学视频会议、疑难病例讨论、心电会诊与监护、术前指导和紧急救治等多种功能于一体的远程医学服务,是目前国内规模最大的综合性远程医学平台。南方医科大学南方医院建立华南最大的远程医学中心,为广东、云南和海南等省市地 140 余家基层医院主要提供远程医疗服务。其服务包括:临床交互式会诊;远程影像、病理会诊;病例讨论和多专家会诊;双向转诊;远程培训和专科建设顾问咨询。

二、信息化医院经济管理模式

(一)现代医院经济管理组织模式

在当前公立医院进行公益化改革的大背景下,医院要在市场中求得生存与发展,必须更新认识、转变观念,强化市场经济意识,创新医院经营管理理念与管理模式。现代医院经济管理是医院保持稳定增长的必须要求,也是在公益化的基础上减少资源浪费、增加社会效益、经济效益的根本保证,从而增强公立医院的生机活力。

1.改进医院经济管理的理念的必要性

当前,医院既是公益性的卫生保障单位,又是一个知识密集,多学科、多系统高度综合,经营相对独立,高风险、高竞争的经济实体,正经历着公益化医院改革的所带来的深刻变化。国务院、卫生部(现卫健委)均强调公立医院公益化方向坚定不移。公益化改革是当前公立医院发展的重要任务,只有在内部通过建立良好的经济管理模式,合理分配资源,实现在公益化的基础上,效益最大化,才能让老百姓得到实惠,让医务人员受到鼓舞,同时也让监管人员易于掌握。

(1)医院经济管理的重要性:随着市场经济越来越多的介入到医疗领域,医院的经济管理地位越来越重要。医院的经济管理已不再视同于财务会计的具体工作,而是作为一种涵盖财务管理,内涵与外延极大扩展的科学管理方式。医院的经济管理已从被动、弱化、机械的具体工作,逐渐转变并强化为一种主动、有效、且广泛应用的医院管理方式。医院的管理机构也必须不断适应医院发展和经济管理职能拓展的需要。医院原有的自下而上逐级由财务处(科)、院务部向院领导负责的单一管理机构已逐步变迁,随着医院经济管理地位的改变和管理职能的拓展,医院的经济管理机构将由隶属形式多样化的管理模式向财经职能多样、部门集中统一管理的组织形式变迁。

(2)医院经济管理的职能转变:市场经济是以市场为主体配置资源,医院要想生存和发展,就必须学会利用市场规则,科学计划和合理获取资源,必须想方设法降低成本,提高效益。因此,医院管理的职能不断拓展,已使医院的财务管理从注重对上级拨款进行预算管理,逐步转变为成本核算管理。随着医院经营管理性质的划分与确定,医院管理职能将更加注重于市场和供求的分析及预测,注重筹资、投资的论证与决策。医院经济管理职能将主要围绕合理配置和利用资源,注重医疗服务的投入产出效益,追求社会效益和经济效益的最大化,并在内涵上不断深化、外延上不断拓展,从而向更高、更广的层次上发展。

2.现代医院经济管理模式

医院是一种服务性机构,患者就是我们服务的顾客,满足顾客日益增长的卫生健康需求是医院保持公益性发展的最重要目标。在当前全面推进深化医药卫生体制改革和积极稳妥推进公立医院改革的时期,促进医疗机构加强自身建设和经济管理,不断提高医疗质量、保证医疗安全、改善医疗服务,更好地履行社会职责和义务,提高医疗行业整体服务水平与服务能力,通过持续改进质量、安全、服务、管理、绩效来满足人民群众多层次的医疗服务需求。

(1)成本管理:先将总成本按重要程度细分,然后按照不同的会计科目排列,最后依据不同的成本类别及会计科目完成成本明细报表。成本分为直接成本和间接成本,直接成本的分摊可依据各科室所承担的工作量或获得的医疗收入占总工作量或总医疗收入的比例来进行。间接成本的分摊,如水电开销可按各科室的面积、床位、患者数或医疗收支比例来计算。此外为提高成本分析的准确性,还应制订单项成本分析单,内容包括:作业流程、消耗器材、参与人员、使用设备、设施的种类及其使用年限等,再进行汇总,可计算出每一诊疗项目的成本。这需要工作在第一线的医师、护士及医技人员配合填写。

（2）目标管理：医院为贯彻实行经营理念应设定发展目标。目标分为短期、中期、长期。应尽量避免制订抽象的目标，因其无法追踪考核也无法评估成效，例如，"提高医疗水平""增强管理能力"等。真正有效的目标管理应是鲜明有力，可量化、可操作，具有可行性，与大家利益相关且有一定挑战性，例如，"年医疗工作量增长率""床位周转率""门诊患者增加数"等，这些目标的设立都有数据作为依据，便于评估调控。

（3）绩效管理：医院绩效考核是为了确保医院综合目标的完成，本着"综合考核、强化管理、提高效益"的原则，应用系统的方法、原理来评定和测量医院员工在本职岗位上的工作效率和效果。目的是为了改变员工的组织行为，充分发挥积极性和潜在能力，能够更好地实现医院管理目标。

在市场经济逐步推进医疗服务市场竞争日趋激烈的情况下，作为医院中枢的管理机制不进行改革，管理不及时提升，医院就会缺乏竞争力。医院要实现竞争的有效性，就要综合利用内部资源，适时地调整自己的管理策略，增强和突出自己的核心竞争力。目前，医院运行机制缺乏生机与活力是制约众多公立医院改革与发展的重要因素，因此，公立医院要想在激烈的医疗竞争中求得生存与发展，关键是要建立能够与市场经济相适应的，充满生机与活力的运行机制，而运行机制改革的核心是绩效考核与内部分配制度改革。

（4）完善院科两级核算体系：首先要调整经济管理组织结构。医院的经济管理部门和财务部门实行统一领导、统一管理，以期达到医院经济核算和经济管理的实际统一。其次是制订科室成本核算办法。医院根据自身管理需要，可移植企业成本核算和成本控制的成熟经验和做法，制订科室成本核算办法，规范核算的收入、费用项目，健全成本核算制度，建立责任制成本考核指标体系、成本分析评价体系以及成本信息反馈体系。第三是制订成本控制措施。通过制订定额成本或标准成本以及成本权重，对材料消耗、差旅费、公务费等实现事前控制，对服务质量、科研成果、科技创新等进行量化考核，从而实现控制支出、节能降耗的目的。

（5）实施资本运营管理：首先是建立医院财产物资规范化管理体系，重点管理好固定资产以外的各种材料，加强对变动成本的控制。其次是提高资源利用效率，加强对高新设备的效益跟踪分析。第三是实现资本的最佳运作，为加快医院的发展，即通过财务综合测算，在保证不影响正常周转情况下，利用延期付款和打付款时间差及患者住院押金方式筹集资金，也称自然性融资，充分发挥未垫付资金的作用，产生经济效益。第四是改革筹资方式。可采取租赁设备经营，吸引社会多元化投资等方式扩大融资,同时盘活存量资产,为医院可持续发展提供支持。

(二)成本管理

目前,医院正常运行的绝大多数经费靠医院收取医疗服务费及药品进销差价来取得。医院要维持正常运转,只有开源与节流两种必然选择,随着公立医院公益化改革,在医疗市场相对成熟、病源相对稳定、医疗价格由政府主管部门限定的情形下,医院实施开源工作难度较大。但对于节流,一方面,它是医院收入空间增加有限形势下的必然选择,医院增收往往伴随成本的增加,另一方面,节流工作与增收相比可挖掘的潜力大,因此医院开展成本管理以节流成为必然选择。

医院成本核算是医院成本管理的工具和手段,也是医院公益化改革的关键环节。我国医疗卫生体制改革备受社会关注,成为关系国计民生的热点和焦点问题。作为医院,如何在管理中发挥最大的效能,降低成本,降低患者费用,从而提高医院的效率,构建和谐医院,为患者提供满意的服务,是摆在我们面前的一项重大课题。医院全成本核算是医院改革与管理的基本工作,是医院经营决策的重要依据。因此,逐步建立起全成本核算体制是医院当前最重要的工作之一。

1.医院成本核算发展过程

我国医院成本核算是在企业成本核算基础上产生和发展起来的,特别是改革开放以来,随着社会主义市场经济的建立和不断完善,企业经营自主权的确立,成本管理成为企业提高经济效益的主要途径。最初研究成本管理的成果着重于引进和介绍西方的相关理论。医院成本核算借鉴了国内外企业成本管理的研究成果,并结合自身的特点逐步发展和完善。卫生部(现卫健委)卫生经济研究所的李勇和李卫平两位专家,把医院成本核算发展过程分为三个阶段。

(1)第一阶段(1979-1992)医院成本核算的产生和概念的形成:改革开放后,我国经济体制由计划经济体制转变为社会主义市场经济体制,医院实行成本核算是适应社会主义市场经济体制的必然选择。1979年1月1日,时任卫生部长钱信忠发表了"卫生部门也要按照经济规律办事"和"运用经济手段管理卫生事业"的讲话。1979年4月,卫生部(现卫健委)、财政部和国家劳动总局联合颁布了《关于加强医院经济管理试点工作的意见的通知》,提出了"合理收费,节约支出"的原则,是医院成本核算工作的起源。同年7月,卫生部(现卫健委)确定了医院实行"定额补助、经济核算、考核奖励"制度,1981年,卫生部(现卫健委)

向国务院提出解决医院亏本问题的报告,请求制订统一的收费标准,并开展了定任务、定床位、定编制、定技术指标、对任务完成好科室给予奖励的"五定一奖",开始对医院进行经济核算与考核。1985 年,开始"运用经济手段管理卫生事业",各地医院自主开展了科室成本核算,卫生行业成本核算研究工作也逐渐展开。

1985 年,李作周介绍的西安市第四医院科室成本核算工作,成立了核算小组,配备专职人员和兼职核算员,科室核算记法主要参照了企业"制造成本法"。1987 年,上海复旦大学开展了上海市医院成本核算方法和应用研究;湖北医学院附一院高友之介绍了医疗辅助科室成本核算,辅助科室按部门划分为不同的班组,并按每个班组特点确定核算方法与内容。1988 年,陈洁教授开始对住院医疗成本按病种核算进行探索研究。1990 年,北京医院管理研究所黄慧英对美国疾病诊断相关分类法(DRGs)进行了介绍,作为一种费用控制的方法,DRGs在国内日益受到重视。

(2)第二阶段(1993—1998)医院成本核算体系形成:1992 年 11 月,财政部颁布了《企业会计准则》,统一了企业会计核算标准,许多医院财务会计人员学习《企业会计准则》,探讨企业成本核算方法在医院的应用。医院成本核算迅速发展,政策层研究目的集中为医疗质量控制和医疗服务定价;微观层研究目的集中为结余核算和奖金发放。①宏观政策层医院成本核算:1994 年,天津市医院系统工程研究所的马骏教授介绍了病种成本核算的方法:历史成本法和标准成本法,提出了病种 DRGs 的双项监控流程图,随后以提出病例组合中的病种/病例"四步"分型法,他的研究对于后来军队医院 DRGs 应用系统的开发有很大意义。1996 年,卫生部(现卫健委)卫生服务成本测算中心成本核算研究组在 4 年期间(1996—1999 年)主要进行了医疗定价导向的成本测算与核算研究,取得了成果,对《医院会计制度》和《医疗服务项目成本分摊测算办法(试行)》的出台有很大的基础作用。②微观管理层医院成本核算:1993 年以后,在院级成本核算基础上,许多医院积极开展科室成本核算工作,增加了成本意识,主要计算科室收支结余,并在收支结余的基础上按比例分配资金,其计算的方法以统计为主,并非真正意义上的科室成本核算。1997 年,同济大学附属医院在全国率先探索性地开展了全成本核算,从此,各地医院陆续开始了各自的全成本核算之路。

(3)第三阶段(1999 年至今)医院全成本核算方法形成及应用。①医院总成本核算的方法形成:我国《医院财务制度》和《医院会计制度》从 1999 年 1 月 1 日实施后,规定了医院应实行成本核算,进行医疗成本和药品成本分别核算,并将成本费用分为直接费用与间接费用两类,对加强医院的财务管理和会计核算、规范医院的经济管理行为起到了重要作用。2011 年新《医院财务制度》和新《医院会计制度》的颁布,对老的财务和会计制度进行了修改,不仅满足非营利性医疗机构财务管理和成本核算需要,还为营利性医院提供辅助核算参考依据。②科室成本核算的方法形成:医院科室成本核算起源于以奖金分配为目的,计算收支结余进行奖金分配。但没有统一的科室成本核算的制度和办法,各个医院自行制订核算办法,科室成本核算的方法各异,因此全国出现了一些研究成本核算学者和机构。目前,医院成本核算方法很多,但比较系统的介绍医院成本核算方法有卫生部(现卫健委)成本测算中心的方法(1992—2002 年);北京中医药大学的方法(2001—2002 年);北京市卫生经济学会的方法(2001—2005 年)。他们的不同点主要是成本层级分摊方法和开始分摊的科室不一样,如卫生部(现卫健委)成本核算中心的成本分摊是从医疗辅助科室开始,三级分摊法;而北京市卫生经济学会是从公用成本开始分摊,四级分摊法。从医院内部管理的目的来看,前者有利于确定责任中心,后者更利于全成本核算和为政府定价提供依据。③项目成本核算的方法形成:我国医疗项目成本核算借鉴了企业成本会计的方法,从传统成本法转向了作业成本法。特别在 1999 年《医院财务制度》和《医院会计制度》颁布后,项目成本核算有了较大的发展。2001 年 8 月由国家计委、卫生部(现卫健委)《关于印发〈医疗服务项目成本分摊测算办法(试行)〉的通知》,确定医院医疗服务成本测算分为 3 个层次:医院成本测算、科室成本测算和服务项目成本测算。"将医院医疗部门分为直接成本科室和间接成本科室,并把间接成本科室的成本按一定的分摊系数分摊到直接成本科室中去。直接成本科室为医疗技术和临床科室,间接成本科室为医疗辅助科室"。2002 年北京中医药大学开展了中医医疗服务项目成本核算方法研究,提出成本分摊系数方法有:工作量分配法和操作时间分配法,并按年成本计算项目成本。当时各种核算没有实现信息化,统计工作量非常大,只适用于中医医疗服务项目的测算或个别西医项目的测算。2005 年北京市卫生经济学会在全成本核算基础上,进行了项目成本核算,到 2006 年,按照医疗服务项目收费标准核算了 1 100 多个项目成本。④病种成本核算的方法形成:我国医院普遍实行的按医疗服务项目收费制度,虽然操作简单、易于管理、满足患者服务需求、利于调动服务提供者积极性等优点,在一定时期内,它促进了我国医疗卫生事业的发展。但这种收费制度存在着容易促使医疗机构提供过度医疗服务,导致医疗费用过快增长,不利于医院控制成本和提高管理绩效等一些弊端,造成"看病难、看病贵"现象。因此,按病种收费作为医疗服务的支付方式,成为医改的热点之一。所以,全国一些专家和学者首先对病种成本核算方法进行研究,提出病种标准成本法,他们按临床路径测算病种成本:病种成本＝病种临床路径成本。

2.医院成本核算目的和含义

(1)医院实行成本核算的目的:医院实行成本核算,其目的是通过对医院和医疗服务成本的核算与管理,更新医院经济管理的观念,提高医院全体员工的成本意识,减少浪费,从而提高医院的社会效益和经济效益,增强医院在市场经济下的竞争能力。①加强对医院资产的分级管理,防止国有资产流失:资产管理是医院经营的前提。对医院的资产进行统一管理,实行价值管理与科室实物管理相结合,有利于医院资产的账务相符,保证资产的安全完整。盘活医院资产,向医院资产存量要效益。②促进医院优质、高效、低耗,增强医院在市场经济条件下的竞争能力:在市场经济条件下,医院只有提高质量和效益,才能更具有竞争力。患者对医院质量的评价是以自身的满意程度来衡量的,这种满意不仅仅是要求诊断正确及时且疗效好,还要环境美和消耗少。合理的耗费已逐渐成为衡量医院质量的要素之一。由于医疗服务收费不可能完全市场化,因此,医院提高效益的重点只能是通过实行成本核算,而达到减少浪费、降低消耗和提高工作效率,避免冗员和仪器设备闲置。③准确及时地计算医院的成本费用和消耗,客观反映不同服务对象的医疗需求:实行成本核算可以对医院运行过程中的活劳动、物化劳动进行记录、计算、分析,可以及时、完整地反映医院的总收入、总成本,同时正确反映成本的变化情况,便于医院管理人员采取相应措施,控制成本费用,提高经济效益。④改善经济管理的方法和手段,促进管理的科学化、现代化:医院管理的重要内容之一是经济管理,而加强医院经济管理的重要手段之一是实行成本核算。成本核算本是一种科学有效的经济管理方法,它在医院的应用,不仅直接促进医院经济管理手段的改善,而且促进医院管理自动化的应用。实行成本核算,需要收集整理大量的数据信息,如果用手工处理,需占用大量的人力物力且耗时费力,因此,实行成本核算将对医院计算机系统的应用是一个极大地促进。只有及时、准确的数据,才能为医院管理决策提供可靠的依据。⑤合理分配卫生资源,以最少的投入,去的最大的社会效益和经济效益:医院在市场经济下要想提高竞争能力和自我发展能力,就必须坚持以社会效益为第一,坚持一切"以患者为中心"。只有用一流的技术,高质量的服务,合理的检查用药和尽可能低的成本费用,去获得患者的满意,才能在获得社会效益的同时取得经济效益。医院通过实行成本核算,强化医务工作人员的成本意识和自身的"造血"功能,强化管理,充分利用现有资源;开源节流、降低成本、增收节支;以较少的人力、物力和财力投入获得尽可能多的经济收益。

(2)医院成本核算的含义:医院成本是指医院在开展医疗服务及其他活动中发生的费用和损失,包括医疗成本和药品成本。医院成本核算是按照《医院财务制度》有关成本费用开支范围的规定,依据医院管理和决策的需要,对医疗服务过程中的各项耗费进行分类、记录、归集、分配和分析,提供相关成本信息的一项经济管理活动,是对医疗服务、药品销售、制剂生产过程中所发生费用进行核算,其目的是真实反映医疗活动的财务状况和经营成果。医院成本核算中的"成本"不同于企业财务会计中的成本。医院成本核算作为一项医院内部的经济管理活动,其成本概念具有更丰富的内涵,形式呈现出多样性。例如,根据不同的成本归集对象,可将成本分为医院总成本、科室成本、项目成本和病种成本等。

3.医院成本分类

(1)按成本的可控性划分。①可控成本(controllable cost):可控成本是指人们可以通过一定的方法、手段,使其按人们所希望的状态发展的成本。即能为某个责任单位或个人的行为所制约的成本。可控成本具有多种发展可能性,并且有关的责任单位或个人可以通过采取一定的方法与手段使其按所期望的状态发展。如果某些成本只具有一种可能结果,则不存在进行控制的必要性;如果某些成本虽具有几种可能结果,但有关的责任单位或个人无法根据自己的需要对其施加影响,则也不存在进行控制的可能性。一般来讲,可控成本的确定应具备三项条件:有关的责任单位或个人有办法了解所发生耗费的性质;有关的责任单位或个人有办法对所发生耗费加以计量;有关的责任单位和个人有办法对所发生耗费加以调节和控制。②不可控成本(uncontrollable cost):不可控成本与可控成本的对称,是指不能为某个责任单位或个人的行为所制约的成本。即某一特定部门无法直接掌握,或不受某一特定部门的服务量直接影响的成本。不可控成本一般是无法选择或不存在选择余地的成本,也具有相对性,与成本发生的空间范围和时间范围有关。例如,短期内固定成本是不可控成本,但从长期看,医院可以调整固定资产支出,固定成本成为可控成本。

(2)按成本核算对象划分。①医院总成本:医院总成本是指医院在医疗服务过程中发生的费用总和,总体上反映医院成本状况,是评价和考核医院的经营水平的主要指标,也是用于对外和向上级报告的财务成本。如财务会计报表反应的医院总成本。可划分为门诊成本、住院成本;医疗成本、药品成本。②科室成本:科室成本是按责任会计理论方法确定责任单位,是责任单位在医疗服务过程中发生的费用总和。科室成本核算是医院总成本核算的延伸,又是项目成本核算和单病种成本核算的基础。科室成本核算的目的是加强各层面对支出的控制,通过建立责任会计制度,核算各科室的成本,将成本形成过程中的控制工作落实到具体责任单位。科室成本主要是对责任单位经营做出预测和决策,在医院的管理中有着重要作用。③项目成本:项目成本是对每个医疗项目所核算的成本,用以反映医疗项目所耗费的资金。其目的是通过核算项目成本,正确计算各项医疗服务的实际消耗,合理制订收费价格,合理安排预算,争取使医疗消耗得到应有补偿。项目成本的主要作用在于考核医疗项目的盈亏,作为补偿和定价的依据。④病种成本:病种成本是反映在治疗某病种时所耗费的资金总和。病种成本由于患者的体制、病症轻重的不同,同样病种的医疗费用差距较大,有着明显的不确定性,但可以作为对治疗过程的综合评价,为病种收费提供依据,为医保的结算开辟新的途径。

(3)按成本行为划分:在成本与服务量之间有一种依存关系,按这种相关关系将成本划分为:①固定成本(fixed cost):指在一定时期,一定业务服务量范围内,成本总额保持相对稳定,不受服务量变化影响的成本。如:按固定资产原值计提的修购基金和人员经费等。②变动成本(variable cost):指成本总额与服务量呈正比例变化的成本。这里的变动成本是就总业务量的成本总额而言。如:药品费、材料费、业务费等。③混合成本(mixed cost)是指成本随服务量的变化而变化,但不保持一定的比例关系的成本。可分为半固定成本(step fixed cost)、半变动成本、延期变动成本等。

(4)按成本计入方式分。①直接成本(direct cost):为某项医疗服务项目消耗的费用,可以根据凭证,直接计入该项医疗服务的成本。如:人员工资、药品费、卫生材料和低值易耗品费等,都可以将实际发生额计入使用或消耗的单位。②间接成本(indirect cost):无法直接计入某项医疗服务成本中,需要经过分摊的成本。如:各种管理费、公用的设施等,这部分费用往往合计在一起,需要经过分摊才能计入各使用消耗单位。

(5)按经营决策中的成本划分:在医院的经济管理和经营决策中,还有一些涉及成本的概念,对医院的投资经营和管理决策十分重要。①机会成本(opportunity cost):指由于使用一项资源而放弃该资源的其他用途所必须付出的最高代价。例如,医院在选择多种投资方案(修建医疗大楼还是购买医疗设备)时,因选择了其中一种方案(盖楼),而放弃了另一种可能获得利益的方案(购设备),这个放弃的可能利益(购设备创造的收益)就是已选方案(盖楼创造的收益)的机会成本。②边际成本(marginal cost)：总成本对总产量的变化率。是指医院每增加或减少一个服务量单位所引起的变动的成本数量。边际成本在一定生产或服务量时表现为递减，但当生产或服务量超过一定量时，边际成本不降反升，呈递增趋势。边际成本常与边际收益一起用来分析最佳产量或服务量。边际成本递增和边际收益递减的概念说明，一个医院或科室，应当有其最佳的规模和服务量。在一定的经济规模下，投入与产出呈正向变动，也就是能够取得预期的经济效益；但是，如果规模过大或服务量过多，投入与产出就会呈反向变动，医疗服务就不能取得预期的经济效益。因此，投入规模并不是越大越好，仅靠扩大投入规模来取得经济效益也许是得不偿失的。③沉没成本：又称旁置成本，指投入在某个项目上，在该项目结束后不能得到收益或补偿的成本。例如，某科室购买一台新设备，但是由于一些不可抗拒的原因不能使用，不能产生任何效益，这就是沉没成本。沉没成本实际上是一种资源的浪费。④管理成本：为了使生产或服务能够按计划进行，为合理、有效地配置各种资源而耗费在组织、运营、检测、评估、调度和预测等方面的行政费用，这是一种不可省略的间接成本。

4.医院成本管理的基本流程

(1)建立健全成本管理相关制度：目前医院成本管理体系的建立不完善。虽然一些医院也实行了成本核算和管理，也只是对医疗业务科室的部分成本进行了控制，而对于医院行政、后勤及药品成本缺乏有效的监管体系和措施，没有实行完全的全成本核算和管理，这样就造成医院成本前期预算失真和后期监管不力，使医院发展无法实行良性循环。通过制订《成本定额管理制度》《费用审核制度》《介入植入等高值耗材管理制度》等成本管理相关制度，可以有效对药品、卫材和行政支出实行监管。

(2)完善组织结构：通过成立全成本核算领导小组，形成一把手负责制，设置专职、兼职成本核算人员，确保全成本核算工作的顺利实施。从总体而言，组织建立成本管理体系一般可采用以下步骤。

1)领导决策：医院要想建立成本管理体系，关键是领导要有决心实施成本管理，特别是医院的最高管理者的决策。只有在医院的最高管理者充分认识到建立成本管理体系必要性的基础上，医院才有可能在决策下开展这方面的工作。此外，成本管理体系的建立需要投入一定的人力、财力、物力等资源，也就是说建立成本管理体系本身也需要发生成本，这就需要医院的最高管理者对改善医院的成本行为、降低成本做出承诺，从而保证成本管理体系的建立、实施和保持获得必要的资源。

2)成立领导小组：当医院的最高管理者做出建立成本管理体系的决策后，首先要从医院上落实和保证决策的贯彻实施。为此，医院通常需要成立成本管理体系领导小组，全面负责和协调建立成本管理体系的各项工作。领导小组成员一般来自医院的高层领导和各部门的领导及业务骨干。领导小组组长一般为医院院长，以便持续地领导成本管理工作。

3)人员培训：领导小组在开展工作之前，应对医院和参与建立和实施成本管理体系的全部人员进行成本管理体系标准以及相关知识的培训。同时，也应对体系文件的编写人员和未来拟承担医院内部的成本管理体系审核工作的内部审核人员进行培训，以便这些人员有能力建立、实施和保持成本管理体系。

4)成本管理现状的评审：成本管理现状的评审是建立成本管理体系的基础。医院可成立一个评审组来承担评审工作。评审组可由医院的人员组成，也可聘请外部的咨询机构人员，或两者兼而有之。评审组应对过去和现在的成本和成本管理的信息资料进行调查、收集、整理和分析，识别和获得当前适用的成本法规和其他要求，并对提高成本因素和成本优势进行识别、确定和风险评价。医院将这些结果可作为建立和评审成本方针、制订成本目标、落实成本管理职责和成本控制方案、确定成本管理体系的控制重点以及编写成本管理体系文件和建立成本管理体系的基础和依据。医院也可通过成本管理现状的评审过程，开展一次全面的降低成本活动。即通过成本管理现状的评审过程，消除或减少提高成本因素和发挥或利用成本优势。

5)成本管理体系策划与设计：医院在成本管理体系策划与设计阶段应依据成本管理现状评审的结果着重对成本管理体系结构、成本管理职责和权限、成本方针、成本目标、成本管理体系所需的控制文件和成本记录、资源的需求、法律法规、成本控制方、员工培训方案等活动进行策划，并紧密结合医院的实际设计一个切实可行的成本管理体系。

6)编写成本管理体系文件：成本管理体系应是文件化的体系。因此，医院应编制成本管理体系文件。编写体系文件是医院贯彻成本管理体系标准，建立、实施和保持成本管理体系的重要的基础工作，也是医院实现其成本方针和目标，评价和改进体系的有效性，实现持续改善和降低成本必不可少的依据和见证。成本管理体系文件还需要在体系运行过程中定期或不定期地进行评审和修改，以确保成本管理体系的不断完善和持续有效。

7)管理体系试运行：成本管理体系文件编写工作完成后，医院的最高管理者就可以发布实施这些文件，体系即进入了试运行阶段。成本管理体系的试运行与正式运行没有本质区别,两者都是按照所建立的成本管理体系文件的要求运行的。试运行的主要目的就是在实践中检验成本管理体系的符合性、充分性、适宜性和有效性,促使新建立的成本管理体系有效磨合,尽快上轨。在成本管理体系试运行过程中,医院应加大运行力度,努力发挥体系本身所具有的各项功能,及时发现问题、找出差距、分析原因、实施改进,并对体系加以修正,使体系尽快度过磨合期,为体系的正式运行奠定坚实的基础。体系试运行的期限医院可根据体系试运行的效果自行规定,但试运行的周期一般不得少于 3 个月。

8)内部审核:内部审核是成本管理体系运行必不可少的环节。体系经过一段时间的试运行后,医院应进行内部审核,以检查体系运行是否符合成本管理体系标准要求。成本管理体系负责人应亲自抓医院内部审核工作。内部审核员应经过专门的知识培训。如果需要,医院可聘请外部咨询机构专家参与、指导或主持内部审核工作。内部审核员在审核体系文件时,应重点关注和判定体系文件的完整性、一致性和适用性;在现场审核时,应重点检查体系功能的适宜性和有效性,客观地判定成本管理体系是否符合成本管理体系模式和文件要求。内部审核的目的就是不断促进成本管理体系的有效性和持续改进。

9)管理评审:管理评审是成本管理体系运行的重要组成部分。组织的最高管理者应对成本管理体系的现状、试运行情况、体系的适宜性、充分性和有效性以及成本方针的贯彻落实和成本目标的实现情况进行正式评价。依据管理评审的结论,可以对是否需要调整和修改体系以及资源需求做出决策,也可以做出体系试运行是否通过验收、转入正式运行的决定。

(3)通过对全成本核算项目设计和流程的说明,进一步细化全成本核算操作,在科室全成本核算的基础上,逐步建立科学、精细的医疗服务项目成本核算、病种成本核算、床日和诊次成本核算。一般来说,医院成本核算应实行"统一领导,集中管理,分级核算"的管理体制。医院总成本核算比较简单,科室核算、服务项目核算及病种核算方法较为复杂。医院总成本核算是医院核算的基础,科室、项目、病种核算是对医院总成本核算的细化。成本核算一般应由简到繁,由粗到细,先搞医院总成本核算,逐步发展到科室级核算和项目、病种核算。

(4)根据全成本核算报表,定期进行成本分析,并根据成本分析结果制订决策。成本分析是为了满足医院各管理层次了解成本状况和进行经营决策的需要,以成本核算资料为基础,结合其他有关的核算、计划和统计资料,采用一定的方法解剖成本变动的原因,解决经营管理中出现的问题,提高经营业绩的管理活动。

第四章

医院医疗质量管理

第一节　质量管理基本原理

医院质量管理基本原理是指医院质量管理的本质和现实的反映,是在医院质量管理实践中被检验的正确理论,医疗质量必须遵循有关质量管理基本原理和理论进行管理。

一、系统论原理

系统论原理是现代管理科学的一个最基本的原理。ISO 对系统基本定义:"相互关联或相互作用的一组要素"。系统原理是指系统是由相互联系相互作用的若干要素结合而成的、具有特定功能的有机整体。系统是由两个以上的要素组成,各要素之间存在着有机的联系,整体具有新的功能和性质。

医院质量管理是医院管理的重要组成部分。以质量管理而言,医院质量管理就是一个系统,如果我们将医疗质量管理放在医院质量管理中,医疗质量管理就属医院质量管理的子系统,它们之间存在着有机的联系(图 4-1)。

医院管理是一个复杂的系统,质量管理不是单一独立的过程,而是由医院多个相互关联、作用的过程构成的,他们之间的关系相当密切而复杂。医院管理者(包括员工)可将自己负责的管理对象视为一个整体系统,而不是一个孤立分割的部分来进行管理。从整体系统着眼,使局部服从整体。

例如,我们根据医疗工作活动的特点,将它看作是一个较独立的系统。医疗工作系统是由门、急诊工作、病房工作、护理工作及医技工作等小系统组成的。对组成医疗工作的各小系统过程加以识别、理解和管理,以达到实现预定的管理目标。

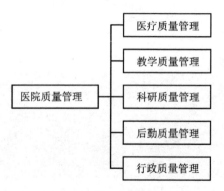

图 4-1　医院质量管理系统示意图

医院质量管理要用系统论原理的思想整体体现,并将此原理用于医疗质量管理中。在医院质量管理中,要求科室领导着眼于医院的整体质量,而不是一个科室的质量,应明确一个科室的医疗质量能影响全院的质量,个人医疗质量不仅会影响科室的质量,还会影响全院的质量。

系统原理运用医疗质量管理的意义在于运用系统的观点、理论和方法对管理活动进行充分的系统分析,将医疗质量关联的过程作为系统加以识别、分析、理解和管理。换句话讲,管理对象是一个系统,具有系统论的属性。系统原理的运用有助于提高和实现质量管理目标的有效性和效率。

二、控制论原理

控制原理源于控制论理论,控制论是一种能应用于任何系统中的一般控制理论。所谓控制,就是由管理人员对组织实际运行是否符合预定的目标进行测量,并采取措施确保组织目标实现的过程。

控制是医院管理的重要行为,对于医院质量管理具有极为重要的意义。医院医疗质量管理是一项有意识的活动,要达到一定的目的。可是,医院活动受多种因素制约,其发展有多种可能性。为保证医院质量管理目标的实现,医院管理者就不得不对医疗活动和医疗行为实行一定的控制,并采取各种方式将各项质量活动过程处于人的监控之下或处于正常活动状态。

医疗质量的实时监控是目前医疗质量管理的推崇方式,实施医疗质量的实时监控需实现从事后控制为主转向事前、事中控制为主,从以终末质量控制为主转向过程质量控制为主,从反馈控制为主转向前馈和现场控制为主,从被动控制转向主动控制的控制方式转变。

控制不仅是医疗质量管理的重要组成内容之一,而且其他的管理工作也离

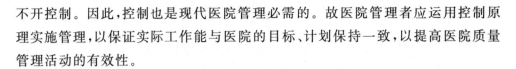

不开控制。因此,控制也是现代医院管理必需的。故医院管理者应运用控制原理实施管理,以保证实际工作能与医院的目标、计划保持一致,以提高医院质量管理活动的有效性。

三、政策主导原理

政策是国家或政党为实现一定历史时期的路线而制定的行动准则。政策主导原理指国家对卫生事业、医院各项管理工作及正常运程起主导的作用。政策主导作用是由国家政权的性质和职能所决定,国家的政策在医院管理中始终处于主导作用。国内有学者研究,国家有关部门共颁布与医院管理有关的法律法规和有关技术标准规范近 400 个,这对医院的管理起到导向的作用。国家政策对医院管理的引导,其根本目的是为了保障人民群众的身体健康,以满足民众日益增长的卫生保健需求,从而促进卫生事业的发展。

政策主导就是医院要对国家的方针政策进行宣传和教育培训、让员工都知晓,并必须不折不扣地贯彻执行。必要时,卫生行政部门对政策贯彻落实要进行行政干预和采用法律手段强行执行。此外,医院在制订本单位的质量管理制度或措施时,必须以国家的相关政策为依据,体现有关政策的要求和规定,充分发挥国家相关政策的导向作用,不能与国家的政策相矛盾或有违背之处。

四、整分合原理

整分合原理是现代管理基本原理之一。整分合原理是指在整体规划下明确分工,在分工基础上进行有效的综合。"整"是指整体,整体可以是某项工作、某个部门、某个项目等。要充分详细了解整体的功能、任务、作用、目的等。"分"是明确分工、任务或目标分解,建立责任制,以便实现有效管理。"合"就是进行强有力的组织管理,在纵向的分工之间建立起必要的横向联系,使各个方面的环节同步协调、综合协作,形成合力,使管理系统正常运转。整体把握、科学分解、组织综合。

整分合原理就卫生行业而言,整是指医院管理的整体性,即必须在医院的质量管理整体目标下才能获得高水平的管理效果。分是指医院管理的科学分工,即必须在科学、合理、明确的分工下才能发挥每个成员的最大作用,才能最有效地利用资源。合是指在已分工的基础上进行有效的综合,发挥最大的整体效能。

管理必须有分有合,先分后合,这是整分合原则的基本要求。在这个原则中,整体是前提,分工是关键,综合是保证。

如果不是科学的分工,就会无法避免和解决分工带来的各环节的脱节及横向协作的困难,不能形成"凝聚力",进而影响完成和实现整体目标等众多问题。

五、层次原理

层次原理是指一个组织按管理的功能与分工设定的行政等级的层次数目,形成组织的等级制或层次性管理结构。当组织达到一定规模时,管理层次和管理幅度之间存在着一种反比例的关系。管理幅度越大,管理层次就越少;反之,管理幅度越小,则管理层次就越多。这两种情况相应地对应着两种类型的组织结构形态,前者称为扁平型结构,后者则称为高耸型结构。扁平型结构则被认为比较灵活,容易适应环境,组织成员的参与程度也相对比较高。

所谓层次管理就是分级管理,这在医疗质量管理中非常重要。由于扁平型结构有利于缩短上下层级距离,密切关系,信息纵向流快,管理成本较低,且由于各层管理幅度较大,各层有较大的自主性、积极性和满足感,医疗质量管理层次一般为 3 个层面,即决策层、控制层和执行层(或称操作层),如图 4-2 所示。

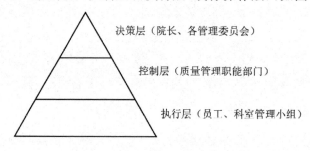

图 4-2　医疗质量管理层级示意图

图 4-2 表明医疗质量管理层级的纵向结构中,院长和各质量管理委员会属决策层,位于三角形层的顶端把握质量管理的方向,制订质量目标及实现目标的方针政策,实施质量管理的组织、指挥、决策和协调工作;质量管理职能部门和主管部门属控制层,位于层次的第二层,履行医疗质量的指导、检查、监督、考核、评价和控制管理职能。员工及科室管理小组属执行层,位于三角形层的底部,执行落实质量管理的各项规章制度,解决纠正本科室存在的质量问题。现代医院管理要求管理的各个层次都要赋予其管理功能,承担管理职责和责任,并给予一定权力,使其职权责统一。

六、弹性原理

弹性是指物体在外界力的作用下变形,除去外力后能作出反应,变形随即消失,并维持自身稳定性的能力与特性,这种性质称为弹性。弹性原理是指管理必须要有很强的适应性和灵活性,用以适应系统外部环境和内部条件发生变化的形势,实现灵活管理。

引用到管理科学上,弹性原理就是要考虑到人和事物本身的可塑性,以及客观事物运动过程的可变性,进而把握在一定原则下或一定范围内的可调节性,进而对内外部环境变化做出能动的反应并最终达成有效目标的能力。组织系统的弹性通过富有弹性的管理来实现,称为"管理弹性"。

医院面对的社会形态是多样的。同时系统也是不断变化的,是动态发展的。因而,医院的质量管理具有很多的不稳定性,是一个多因素、多变化的综合管理。实践中,想把每一个变化都考虑到,每一个因素都抓到几乎是不可能的。

如在制订某管理方案时要有一定的"弹性"思想,考虑周到点多准备几种备选方案;制订指标时,应考虑到不能定得太高而致不能完成、定得太低又不能达到管理目的;再如,在抗生素使用管理时应考虑具有一定的弹性,在不违反合理用药的前提下,医师有一定的选择余地等。这是因为质量管理的主要对象是人,人是有思维的。所以,医院质量管理必须保持适当的弹性是为了更好地达到管理目的。质量管理系统必须保持充分的伸缩性,以便及时适应客观事物的各种变化,才能实现有效的动态管理。掌握管理科学的弹性原理知识,对实现高效能管理的连续性、提高管理技巧和水平都有非常重要的现实意义。

第二节 医疗质量的三级结构

医疗质量的形成既是一个过程,又有一定规律。医疗质量的形成过程由3个层次构成,称为"三级质量结构",即结构质量、环节质量和终末质量。这是医疗质量管理的实践经验总结。遵照医疗质量形成的过程及规律,按层次实施对构成医疗质量的各环节进行有效的控制是医疗质量管理的根本。医疗质量的三级结构是密切联系、互相制约、互相影响的。结构质量贯穿于质量管理的始末,终末质量是基础质量和环节质量的综合结果,而终末质量又对结构和环节质量起反馈作用。

一、结构质量

结构质量是由符合质量要求、满足医疗工作需求的各要素构成,是医疗服务的基础质量,是保证医疗质量正常运行的物质基础和必备条件。

医疗质量要素通常由人员、技术、物资、规章制度和时间五个要素组成,是最基本的要素。目前根据医疗质量管理的实际,各个学者在此基础上进一步扩展,使得医疗质量要素更加符合医院医疗质量管理。

(一)人员

人是医疗质量要素中首要因素。人员素质对医疗质量起着决定性的作用。它包括医院人员的政治思想、职业道德、工作作风、业务技术水平、身体健康状况,机构与人员组织配置的合理程度,如人员编制、年龄、资历、能力、知识结构等。

(1)数量要充足,结构要合理。根据医院的规模和功能任务,在人员数量上一定要配够。根据医院的功能、性质、任务等不同,各类医学专业人员之间都要按一定的结构比例配备。

(2)重视医学专业人员,但不可忽视保障人员。医、药、护、技等医学专业人员是医疗服务的直接参与者,对医疗质量具有直接决定作用,而医疗保障人员包括医疗活动的生活服务人员,保障医疗服务的水、电、暖、气、衣、食、住、行等,对于医疗服务质量的影响虽然是间接的,但影响往往很大。

(二)技术

技术是医疗质量的根本。医疗服务的实质是"人"运用"医疗技术"为"患者"服务。因此,在这里的"人"不只是医学专业人员,包括参与医疗活动的所有人员;"患者"不只是生了病的人,包括以保健为目的的所有人;医疗技术一般是指医学理论、医疗技能和专科技术水平,但这里的"医疗技术"不只是单纯的专业技术,还包括在医疗活动中使用的所有技术。

1.技术质量

技术质量是指某种技术工作的优劣程度。各种技术均有其质量指标,来评价工作的优劣程度。技术质量是在医疗技术上以最小的消耗取得最大的医疗效果。技术质量的评价:①医疗工作效率和质量指标的完成情况;②规章制度执行情况;③新技术、新疗法、新药物的评审情况;④经济效益的评价等。

2.技术要靠学习、实践和训练

不论是医疗专业技术、管理专业技术,还是保障专业技术,并不是天上掉下来的,也不是生来就有的,而都是靠学习实践和训练获得的。

(1)学习专业技术:对于专业理论上的知识,主要是靠学习。

(2)总结专业经验:高超的技术除了学习训练外,还要通过总结经验。不总结经验,专业技术就不会提高,不善于总结经验,专业技术提高也不会快。尤其是医院管理技术,如果不善于总结,仅靠学习和训练是不会有提高的。

(3)以医疗专业技术为主导:无论在什么时候,医疗专业技术都是形成医疗质量专业技术中的主导技术。如果医疗专业技术水平很低,也必然地影响到医疗质量。

(4)注重保障专业技术:尽管保障专业并不直接参加医疗活动,在医疗活动中位于从属地位,但是保障专业在医疗活动中的作用是十分重要的。

3.加强"三基"训练

加强"三基"训练是医院人才培养和提高技术的一项长远的任务。"三基"是在《全国重点高等学校暂行工作条例》中提出的,是指基础理论、基础知识和基本技能的简称。只有切实抓好"三基"训练,才能不断提高医务人员素质,适应世界科学技术日新月异的发展形势,才能有广阔的适应能力,才能满足社会主义现代化建设的需要。

(1)基础理论是经过实践检验和论证了的系统知识,为人们在基础科学研究中获得关于客观事物及其现象的本质与规律的知识。临床医学基本理论是指与疾病诊断、治疗有关的基础理论,如人体解剖、生理、病理、药理学、输液、输血、水及电解质平衡基础理论;休克、感染、发热等的病因及发病机制,常见病的诊断、鉴别诊断和处理原则,危重患者,营养、热量供应及护理基础理论。

(2)基础知识是指某一学科中由一系列基本概念和原理所构成的系统知识。临床医疗基础知识是指为疾病诊断、治疗直接提供科学依据的基础知识,如医疗护理技术操作常规,各种疾病的阳性体征,各种检验检查的标本采取方法及临床意义,各种药物的基本成分、作用、使用方法、适应证及禁忌证。

(3)基本技能是为顺利地完成某种任务所必需的活动方式。临床医疗基本技能是指诊断治疗的操作技能和思维判断能力。前者如各种注射、穿刺技术基础;后者如对患者的诊治过程,根据自己掌握的理论知识和实践经验、结合患者的病情,通过反复思考、分析、归纳,拟订出完整的诊断治疗计划等。

4.医院管理技术

医院管理对医疗质量的作用非常重要。医疗活动必须在医院管理的控制下运行,没有医院管理活动的医疗是不可能的,医疗质量也是不可能产生的。医院管理技术对于医疗质量管理影响很大,管理技术水平高,医疗质量肯定好,这是毋庸置疑的。医学科学的发展,一方面促进了医院管理的发展,另方面又对管理提出了新的更高的要求。新的管理理论、观点、观念和方法应运而生,使医院管理水平上了一个台阶。尤其是计算机在医院管理中的应用,更加使医院管理方法步入现代化、规范化和自动化的轨道,对医疗质量管理更加全面。

(三)物资

物资是医院存在的基础,也是医疗质量的基础。如果没有物资这个物质基础,要提高基础医疗质量就是"无源之水""无本之木"。医院是看得见摸得着、客观存在的由物质构成的有形体。医院物资、药品器材的供应、设备的完好和先进程度是医疗质量的保证基础。

物资的医疗质量效益主要靠物资管理。物资对于基础医疗质量的作用显而易见,但并不是说有了物资、使用了物资,基础医疗质量就提高了。相反,有了物资不用,或只用不管,物资在基础医疗质量建设中仍然是不会产生多大效益的。因此,管理好物资才是提高基础医疗质量的重点。

1.设备的购置

设备的购置一定要符合医院实际,切不可脱离医院的实际。医用物资的价格相差很大,小到几分钱的针头,大到上千万元的仪器。医院在引进时,一定要考虑到所花代价与医院的实际情况相符。根据医院的任务、功能、技术发展特点和当地卫生资源分布情况,积极引进和发展新技术设备,并有计划地进行设备更新换代。设备建设也要从区域规划的全局出发,防止资源浪费。

2.加强设备管理

要提高设备完好率和使用率。不仅要把设备使用率看作是对卫生资源的利用,而更重要的是要将其看作是提高基础医疗质量的一个内容。同时还要注意物资合理使用。

3.药品物资

药品物资是指药品、试剂、消毒物品、消耗性物资、生活物资等方面医疗所需药品物资,供应要齐全、及时和质优。它是医疗服务质量的物质基础和保证。加强医疗质量管理,必须抓好药品物资管理规章制度,严格执行《中华人民共和国药品管理法》,完善药品物资管理规章制度,严格把好质量关,保证药品物资质量,杜绝假冒伪劣药物品。合理用药,保障医疗需求。

(四)规章制度

医疗质量管理必须以规章制度为准则。就是指医疗工作必须严格地执行各级各类规章制度,按章办事。没有规章制度,医疗质量就无法形成;有了规章制度而不去执行,医疗质量同样不能保证。

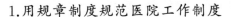

1.用规章制度规范医院工作制度

医院的工作,不论是直接参加医疗服务还是间接参与医疗服务,都需要有一整套工作制度。如果没有这个"规矩",医院的各项工作就进行不下去。一个患者从在门诊到病房住院,对一个疾病从检查诊断到治疗护理,都要有一套规章制度,就是由于有一整套的工作规范,才使得患者的住院诊疗有了保证。

2.用规章制度规范工作人员行为

医疗服务是一项很严密的工作,对于每一个参与医疗服务活动的人员,都应该有相应的任务分工和责任要求,使每个工作人员任其职、尽其责,共同完成医疗服务工作。否则,医疗服务就处于无政府状态。

3.用规章制度规范质量评价

医疗质量的高低是通过对疾病的诊疗来形成,通过对各种服务效果的评价来体现。因此,必须有一套评价标准,如诊断质量、治疗质量、护理质量等的评价标准,既是评价质量的指标,又是医疗质量管理准则。

(五)时间

时间又称时限,实施任何医疗过程,都必须注意及时性、适时性和准时性,医疗质量必须有时间观念,重视时间对基础医疗质量的影响。

1.时间能影响医疗质量

换言之,医疗质量的高低与时间有着密切关系。例如,在一般的疾病诊疗中,时间对于质量有影响,但并不是主要的。而在特殊情况下,如急症抢救时,时间又显得非常重要,往往只是几分钟甚至数秒钟,患者的转归就可能是截然不同的两种结果。这两种结果就是两种医疗质量。此时,时间就是生命,争取时间就是争取生命;时间就是质量,争取时间就是提高质量。

2.工作效率

工作效率是医疗质量的一个组成部分,浪费时间就是降低工作效率,而降低了工作效率就是降低了医疗质量。因为充分利用时间是提高工作效率的主要方法。

值得注意的是,医疗质量的五个要素并不是孤立存在的,他们互相依靠、相互制约,必须通过有效的组织管理,把各个要素有机地组合起来。一是要素要齐全,缺一不可。在医疗质量要素中,人的因素是第一位的。但同时也要注重其他要素的综合作用。因为这些要素在医疗质量中所占的"分量"虽然各不相同,但离了哪一种都不行。二是结构要合理,比例要适当。所谓各质量要素之间的比例,也就是平常所说的"配套",也就是各基础医疗质量要素的最佳组合。

二、环节质量

环节质量指医疗全过程中的各个环节质量,又称为过程质量。在医疗工作的全过程中,存在着许许多多的环节,医疗质量就产生于各环节的具体工作实践之中,环节质量直接影响整体医疗质量,对环节质量的控制,亦称为环节质量管理。

(一)医疗服务过程和环节质量内容

医疗服务的过程质量管理首先要明确医疗服务的过程。过程的划分一般根据医疗服务的组织结构和患者的就医流程进行。前者通过医院的组织形式对医疗质量进行管理,后者是在以患者为中心思想指导下进行的医疗质量过程策划,以便使医疗工作更加适合患者的需求。

(二)诊断环节质量管理

1.诊断

诊断是医疗活动的第一步,也是一个"关口",因此,把它作为医疗活动的第一环节。诊断的"诊"是指看病,"断"是指判断。通常来说,诊断既是一个过程,又是一个结果。说诊断是一个过程,是指诊断就是医师对疾病进行诊察的过程。这个过程包括望、闻、问、检查、分析和诊断6个过程。说诊断结果是一个病名,是指医师作出的诊断就是某种疾病的病名。

2.影响诊断环节质量的主要因素

一是临床医师的物理检查质量,如一些专科操作技术质量;二是医技科室的仪器检查质量,如物理、化学等仪器的检查质量。

3.诊断环节医疗质量管理方法

由于医院不同、情况不同、医师不同,监控的方法也就不同。根据诊断环节的几个步骤,诊断环节质量管理主要应该加强以下方面:①落实检诊制度中规定的新入院伤病员,医师应在2小时内进行检诊;疑难、急危重伤病员,应立即检诊,并报告上级医师,实行经治医师、主治医师、正(副)主任医师和科主任分级检诊;②落实查房制度规定的一般经治医师每天最少要查房一次,特殊情况要随时查,科室主任每周查房一次,主治医师也应每天对本组重点患者查房一次;③落实会诊、疑难病例讨论和术前讨论制度。

(三)治疗环节质量管理

1.治疗是一个结果

这就是指治疗后即产生相应的结果。一般来说,患者到医院看病的目的是

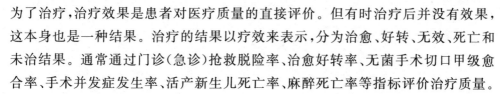

为了治疗,治疗效果是患者对医疗质量的直接评价。但有时治疗后并没有效果,这本身也是一种结果。治疗的结果以疗效来表示,分为治愈、好转、无效、死亡和未治结果。通常通过门诊(急诊)抢救脱险率、治愈好转率、无菌手术切口甲级愈合率、手术并发症发生率、活产新生儿死亡率、麻醉死亡率等指标评价治疗质量。

2.治疗环节质量

治疗环节质量与多个专业工作、多个部门人员有关。一是医师,主要是制订治疗计划和实施治疗,包括,手术、医疗技术操作等;二是护士,各级护士是各种治疗方案的直接实施者,药物等一些治疗方案,一经医师确定(下医嘱),就由护士去执行;三是药师,治疗用药的调剂、配制都是由各级药师完成的;四是技师,仪器的治疗大都是由医技人员操作的。

3.技术水平

技术水平是治疗疾病的基础。技术水平高,治疗效果肯定好,治疗质量也就高。否则,就相反。涉及治疗的专业技术较多,包括临床护士技术水平、药材供应技术水平等。

4.制度是治疗环节医疗质量的保证

(1)靠制度管理:除了国家的有关规定外,各个医院还有自己的规定。主要包括各科室工作制度,如"治疗室工作制度""换药室工作制度""放射治疗(简称放疗)工作制度""高压氧工作制度"和"理疗工作制度"等,如能严格执行,治疗质量就会有保证。

(2)加大技术训练力度:对于各类人员,加大专业技术训练,只有专业技术水平提高了,治疗环节的医疗质量才能提高。

(四)护理环节质量管理

1.护理工作质量

护理工作质量对医疗质量的影响很大,如果没有临床护理工作,医疗活动仍然是无法进行的。

2.护理环节质量内容

护士对患者要实施责任制管理下的整体护理,护士对自己分管负责的患者要观察记录病情变化,如测量患者的体温、脉搏、呼吸、血压、体重、出入量和瞳孔等项目,并如实记录;协助生活不能自理的患者日常生活,如进食、饮水、排泄、沐浴、翻身、拍背和起居等;进行病区秩序管理,如探视管理、陪员管理和作息制度管理等。常用的护理质量指标有病区管理合格率、护理技术操作合格率、急救物品准备完好率、表格书写合格率和护理差错发生率等。

3.护士素质

护士素质包括思想素质、业务素质、身体素质和心理素质。另一方面,护士的素质对护理质量有直接的影响。

4.护理环节质量管理要点

(1)监督落实规章制度:分析以往发生的护理差错事故,大部分是没有执行规章制度所致。要监控护理环节医疗质量,首先要监督各项护理规章制度的落实。规章制度不落实,要保证护理环节医疗质量是不可能的。

(2)督促履行工作职责:实施责任制护理,使得护士职责明确,并有相应的绩效考评方法和奖惩办法,使得缓解质量管理落到实处。

(3)提高护理技能:由于护理操作技术引起护理质量降低的情况在临床上并不少见。例如,吸痰技术不过硬,就有可能由于痰没有及时吸出而致患者窒息死亡;导尿技术不过关,不但会损伤患者的尿道,而且还会影响疾病的救治;静脉穿刺技术不精,就可能由于给药不及时而延误抢救时机。因此,只有强化训练,才能提高护理操作技术。

(五)环节质量管理的主要方法

1.分解过程,明确环节质量内容

环节质量是医院质量管理的重要组成部分,医疗质量产生与各个环节质量,每一个环节的质量都会直接影响到整个医院质量。因此,要重视每一个环节的质量管理,首先必须将每一个环节分解到最小单元,即具体内容,才能真正达到环节质量管理的目的。

2.把握好重点环节

一是重点科室,如门诊、急诊、外科、妇产科、骨科和麻醉科等;二是重点人员,如新毕业人员、新调入人员、实习生和进修生等;三是重点因素,如思想不稳定、工作不安心、对立功受奖、技术职务或评定不满等;四是重点时间,如节假日,工作特别忙碌时;五是对重点环节和对象要重点检查、分析、及时发现问题,及时进行研究,采取有效对策。

3.环节质量管理的检查方法

通常采用现场检查和跟踪检查,也可采用全面检查、抽样检查或定期检查。利用数理统计方法分析和及时采取相应控制措施是十分重要的。同时,要运用现代计算机技术,建立医疗质量实时控制模式,提高医疗环节质量管理的水平。

4.环节质量指标

急诊抢救患者到院后,开始处置时间≤5分钟;院内急会诊到位时间

≤20分钟;急诊检查一般项目出报告时间≤2小时;平诊检查一般项目出报告时间≤24小时等。

从医院医疗质量管理和控制角度看,医疗环节质量管理是一种十分有效的管理手段,因为它是一种现场检查和控制,可以及时地发现问题和及时纠正,以保证医疗质量。

三、终末质量

医疗终末质量是医疗质量管理的最终结果。医疗终末质量管理主要是以数据为依据综合评价医疗终末效果的优劣。发现问题,解决质量问题,因此,医疗终末质量是评价质量的重要内容,它不仅能客观地反映医疗质量,而且也是医院实施医院信息管理系统的重要组成部分。终末质量管理虽然是事后检查,但从医院整体来讲仍然起到质量反馈控制的作用,可通过不断总结医疗工作中的经验教训,促进医疗质量循环上升。

(一)医疗终末质量指标统计管理

这是指医院医疗终末数字资料的收集、整理、计算和分步骤进行科学的管理过程。一是以数字为事实,为医疗质量管理提供更可靠的质量改进依据。二是应用终末质量统计指标,为质量管理的计划、决策、内容、措施、评价提供可靠依据,从而更好地为患者健康服务。

1.医疗终末质量指标统计管理作用

其作用主要体现在指标项目固定,易形成共识。医疗指标传统性强,统计项目、内容较固定,带有普遍性,长期以来形成了医务界的一致认识。通常主要指标达到规定标准,就能知道医院的质量基本管理情况。如门诊接诊患者次数、出院患者数、特色专科收容患者情况等。

2.医疗终末质量指标统计管理内容

(1)统计资料的连续性:医院医疗终末质量统计资料有相当强的连续性。对连续性的资料进行分析研究,就可以反映事物的本质和规律性,可以指导未来的医院质量管理工作。

(2)资料的准确性、完整性和及时性:要求统计数字必须真实准确,不能弄虚作假,不能报喜不报忧,而要实事求是。统计资料必须完整,不能残缺不全,不能想当然办事。统计资料要及时,统计资料具有很强的时效性,有不少资料具有重要的全局指导意义。而且有些专题或专项调查资料具有重要的全局指导意义,若延误了时间,不但影响工作的开展,而且为决策提供错误的依据,后果严重。

3.医疗终末质量统计分析方法

(1)对比分析:各项统计指标完成情况必须与上月、季或年度或一个时期不同指标进行比较。首先是与上级规定的指标比较,看指标完成情况;其次是纵向比较,全院各科室与往年比较;三是横向比较,如大致相同科室,即人员、床位基本相同科室的比较;四是重点指标比较,如就诊人数、出院人数、经济收入、病历质量等,这些指标具有代表性,需要重点比较,详尽分析;五是分层次比较分析,如内科片、外科片、医技片、大型设备使用、人员与质量比较、质量与效益比较等。

(2)百分比分析:如甲级病案的百分比、床位使用率、治愈率等。

(3)统计表图:绝大多数数据可以制成统计表和统计图。统计表简明扼要,概括性强,比较充分,一目了然。常用的统计表有简单表和复合表。需注意的是统计表要便于进行对比分析,表的内容要围绕主题,重点突出,简单明白。常用的统计图主要有条图(单式条图、复式条图、分段条图)、圆图、百分条图、线图、直方图和箱式图等。运用统计图不仅直观,而且可以提高实际效果。

(二)终末质量目标管理方法

目标管理是管理科学的一种管理方法,也是一种现代的管理思想。它是根据外部环境和内部条件的综合平衡,确立在一定时间预定达到的成果,制订出总目标,并为实现该目标而进行的组织、激励、控制和检查的管理方法。也就是说,根据医疗质量的要求,把医疗质量指标的标准值化作一个时期的目标,并将目标分解到各个部分和个人,严格按目标执行和实施,并进行考核和结果评价。

1.终末质量目标管理的作用

(1)用于未来管理:用医疗终末质量结果(统计数据),将医疗质量的事后管理转移到未来的目标上,使医疗质量成为具有主动性和前瞻性的动态管理。

(2)用于绩效管理:终末质量的目标管理最终是衡量工作绩效,通过医疗质量统计指标的比较分析,针对性强,说服力好。

(3)用于激励管理:合理医疗质量目标是提高医疗质量无形的激励剂。以充分调动医务人员的主动性、积极性和创造性。使医务人员的创新精神达到最大限度地发挥。可使科室、全体医务人员按照目标要求去努力奋斗,创造性地完成任务。

(4)用于奖惩措施:终末质量一般用来评价医疗质量,并与医院奖惩挂钩。奖惩是目标管理的一个显著特点,如果说有目标而没有明确的奖惩措施,这样的目标是失败的目标。每个人都有荣誉感,完成任务希望得到一定的精神、物质奖励,这是目标管理成功的关键。

2.终末质量目标质量管理需要注意的问题

目标质量管理是科学的管理方法,运用得当,能极大地提高医院的质量水平,但如果管理不当,也会把医院引向歧途。因此,制定目标时,必须慎之又慎,充分考虑到实施过程中可能遇到的问题,尽量把问题解决在目标制定之前,即使问题出现在实施过程中,也应考虑到目标恰当的弹性,以利目标的贯彻执行。一是建立健全目标质量管理制度;二是制定质量目标应广泛征求意见;三是目标要具有挑战性,但又要符合实际,具有可行性;四是目标要定量化、具体化,目标完成期限要适中;五是防止单纯经济观点。

第三节　医疗质量管理方法

目前,全世界的医院医疗质量管理方法归纳起来共有十余种,如三级质量管理(three-grade quality management)、医院分级管理(hospital classification management)、标准化管理(standardization management)、目标管理(management by objectives,MBO)、医疗指标管理(medical index management)、品管圈(quality control circle,QCC)、单病种管理(single disease management)、临床路径(clinical pathway,CP)、诊断相关分类组(diagnosis related groups,DRGs)等。下面简述 3 种医疗质量管理方法。

一、三级质量管理

该方法引用了多那比第安"结构(structure)-过程(process)-结果(outcome)"医疗质量三维理论管理概念。我国有学者把医院服务质量分为基础质量、环节质量和终末质量,明确地划分为三级质量结构。在我国结构-过程-结果质量管理方法在卫生行政部门和医疗机构的实际管理工作中运用较多,从 20 世纪 70 年代末就开始广泛采用。管理内容如下。

(一)基础质量

医院医疗质量决定要素是各类人员编制比例,床位数与人力配置的比例、医疗技术、就医环境、设备设施、器械物资、工作效率、医疗信息等,这些质量要素通过管理和整合形成医疗质量的基础质量。

(二)环节质量

环节质量是各种质量要素按医疗工作本身的特点与规律,通过组织管理所形成的各项工作能力、服务范围与项目、工作程序或工序的质量。这些过程质量是一环套一环的,故称为环节质量。如住院诊疗是由门诊就诊-入院-住院诊治-出院-健康指导等环节组成。

(三)终末质量

终末质量是对医疗机构结构与运行最终质量的测量和评价,是医疗质量的最终体现。医疗终末质量是采用某种质量评价方法进行测量和评价,包括:按某标准进行的现场检查、追踪检查、患者满意度测定、统计指标分析等。

该方法的优点是明确将医疗质量分为 3 个质量结构,分级管理针对性较强,重视事前控制和环节质量控制,务实。效果比较可靠,易被理解管理者承认。

二、目标管理

目标管理是美国著名管理学家德鲁克的首创。德鲁克认为,并不是有了工作才有目标,而是相反,有了目标才能确定每个人的工作。所以"企业的使命和任务,必须转化为目标",如果医院没有目标,医院的工作必然被忽视。

目标管理是以目标为导向,以人为中心,管理者通过各侧面、各层级目标的科学确立,引导执行者一步步实现各层级目标以实现最终目标的管理方法。目标管理看起来可能简单,但要将它付诸实施,医院管理者和员工必须对它有很好地领会和理解。目标管理概括起来主要有几个过程。

(一)目标制订

由医院目标管理部门根据医院医疗质量管理现况,通过调查研究提出管理的主要目标,再由医院管理高层评估给予确定。制订总体目标时,注意目标具有具体化、超前性、平衡性和目标之间的逻辑顺序。所设置的目标必须是正确和合理的。

(二)实施目标

目标管理部门将总体目标进行分解,将目标分别下达到医院实施部门和临床科室,实施单位通过任务下达落实到每个员工,明确其职责。使全院各层级统一步调、各司其职,形成一个目标管理链。

(三)检查和评价效果

在目标实施过程中,有关职能部门应有计划阶段性的检查目标实施情和有无偏差,是否需要有关部门的协调等。目标实施期限完成后,要及时评价是否达到医院所制订的目标。如果经过考评达到了目标的预定值,则说明实行目标管理的效益是较好的,反之,则没有较好的管理效益。

医院实行目标管理应对广大医务人员广泛进行目标管理的知识教育,让全院员工知道"我们的目标是什么、我们如何执行目标、目标要达到什么程度、什么时候达到目标要求、能否很好完成目标",增强其目标意识,达到全员参与。目标管理成果的考核评价必须有明确考核标准和指标,以实际的客观事实或数据为依据,做出实事求是的评价,并依据考评结果,以责定利,确定奖惩。

三、临床路径

临床路径是现代医院质量管理的一种现代新模式。从 20 世纪 90 年代中期开始,采用临床路径对某些单病种进行质量管理已日益受到全世界医院管理者的关注和重视。

(一)定义及概念

临床路径是由组织内的一组成员(包括医师、护士及医院管理者等),根据某种疾病或手术制订的一种医护人员同意认可的诊疗模式,让患者由住院到出院都按照该模式来接受治疗。

(二)产生的历史背景

20 世纪 80 年代中期,美国政府为了遏止医疗费用不断上涨的趋势和提高卫生资源的利用,以法律的形式,实行了诊断相关分类定额预付款制(DRGS-PPS)。参加 DRGS- PPS 的医院最明显的影响是所承担的经济风险。如果医院能使其提供的实际服务费用低于 DRGS-PPS 的标准费用,医院才能从中获得盈利,否则,医院就会出现亏损。

在这种历史背景下,1990 年,美国波士顿新英格兰医疗中心医院,选择了DRGs 中的某些病种在住院期间,按照预定的既可缩短平均住院天数和节约费用,又可达到预期治疗效果的医疗护理计划治疗患者。此种模式提出后受到了美国医学界和医院界的重视,并逐步试行和推广。人们将此种既能贯彻持续质量改进,节约资源,又能达到单病种质量管理的诊疗标准化模式,称之为临床路径。

2009 年,原国家卫生部正式将临床路径作为医院的管理项目之一,近几年政府有关部门先后发布了近 2 000 个病种临床路径。2011 年,原国家卫生部发布的《三级综合医院评审标准》明确提出:将推进规范诊疗、临床路径管理和单病种质量控制作为推动医疗质量持续改进的重点项目。

(三)临床路径实施内容

(1)成立临床路径管理的组织(包括院级委员会和实施管理小组)、制订实施的相关制度和工作职责。

(2)根据本院实际情况,以临床科室和专业选择进入临床路径病种目录和文本。

(3)建立临床路径信息化管理平台,以利临床路径管理。

(4)临床路径实施需有多部门和科室间的协调配合。

(5)确定"临床路径"监测指标,包括患者的入组率、入组后完成率、平均住院日、平均住院费用等。

(6)主管部门对临床路径实施监管,每季度对监测指标进行汇总与分析,有问题及时反馈。

临床路径的实施具有提高医疗品质、控制医疗成本和促进质量持续改进的现实意义。

第五章

医务及医疗安全管理

第一节 医务管理

一、概述

医疗工作是医院的核心业务,医务管理维护医院医疗秩序,保障医疗质量和医疗安全具有非常重要的作用,也是医院综合管理水平的重要体现。管理是一种活动,即执行某些特定的功能,以获得对人力和物资资源的有效采购、配置和利用,从而达到某个目标。医务管理是指医院相关管理部门对全院医疗系统活动全过程进行的计划、组织、协调和控制,使之经常处于工作状态,并能够快速适应客观环境的变化,从而达到最佳的医疗效果和医疗效率。

(一)医务管理发展的历史沿革

医务管理的范畴是在不断变化的,大致可以分为 3 个阶段。

1. 第一阶段

19 世纪中叶至 20 世纪 50 年代。社会经济的发展和工业革命的完成推进近代医院的建设,社会化大生产促使社会医疗卫生需求的增长,也对医院建设与发展提出进一步要求。医院成为医疗卫生服务的主要形式,并形成了专业分工、医护分工、医技分工和集体协作的格局,也催生了规范化的管理制度和技术性规章制度的建立。但医务管理维度大部分都仅包含医疗档案管理、医疗行为规范和非常简单的医疗资质准入。

2. 第二阶段

20 世纪 50 至 80 年代。随着二战之后重建及经济的复苏,社会生产不断扩大,社会生产力得到空前的发展,各家医院的规模也随之不断增加,从而使近代医院向现代医院转变。为了更好地管理医疗行为,现代管理学开始与医学相结合,发展出了医院管理学,医务管理维度随之扩展为医疗资质准入、医疗服务组织、医疗行为规范、医疗资源协调、医疗档案管理等。

3.第三阶段

20世纪80年后以后。随着电子信息技术的不断发展,通过信息化监控和数据提取开展评价及医疗流程改善成为现代医院建设的必备要求。管理维度逐渐引入医疗流程改进、医疗质量评价、医疗安全改善等内容,适应医院管理的总体发展。国内医务管理加强了对外医疗服务组织和医疗质量评价等维度的强调力度,比如卫生应急管理、对口支援管理和临床路径管理都属于比较有中国特色的管理工作。

(二)医务管理的主要职能

通常,由于各个医疗机构规模、类别、科室设置等不同,其对医务管理部门所赋予的相应工作职责也会有所差异,医务管理的工作职能大体可以概括为计划、组织、控制和协调职能。

1.计划职能

计划职能即根据医院总体工作计划拟定符合医院实际情况和发展特点的业务计划。

2.组织职能

组织职能即根据有关法律、法规、条例、标准及医院的规章制度,组织全院医技人员认真贯彻执行,保证医疗业务工作的常规运行,杜绝医疗事故,减少医疗缺陷。

3.控制职能

控制职能即负责医疗工作的宏观管理,制订医疗质量标准和考核办法,并对全院医疗质量进行检查、监督和控制,确保医疗安全。

4.协调职能

协调职能即正确处理医院内外各种关系,为医院正常运转创造良好的条件和环境,促进医院整体目标的实现。

(三)医务管理面临的最主要问题——管理效率

在管理实践过程中我们常常发现,需要进行协同完成的工作,往往是整个管理流程中最可能出现各种问题的环节。管理问题有各种各样的表现形式,譬如相互推诿、流程不清、责任不明、执行力不强,但其最终的表现形式,均体现为项目推进效率低下。原因之一是因为在组织管理,尤其是多部门涉及的组织管理过程中存在一个非常重要的概念被忽视——"命令链"。

命令链是一种连续的、不间断的权力运行路线,从组织最高层扩展到最基层,不可见但实际存在。它可以回答谁向谁报告工作。例如,有问题时,"我去找谁"和"我对谁负责"。命令链的运行效率直接决定了组织执行力的效果。

国内的医院无一例外都是典型的科层制组织,在这样的组织架构中,讨论命令链的重要性一定要理清两个附属概念:权威性和命令统一性。权威性是指管理岗位所固有的发布命令并期望命令被执行的权力。为了促进协作,每个管理岗位在命令链中都有自己的位置,每位管理者为完成自己的职责任务,都要被授予一定的权威;命令统一性原则有助于保持权威链条的连续性。它意味着,一个人应对一个且只对一个主管直接负责。如果命令链的统一性遭到破坏,一个下属可能就不得不疲于应付多个主管不同命令之间的冲突或优先次序的选择,直接降低效率。

国内各公立医院的现行体制,决定了在医务管理命令链的信号传递中,权威性是没有异议的,但是由于管理维度和科室职责之间的不匹配,导致很多具体的管理实务需要两个以上的部门或个人协同处理,命令统一性就存在较大的分歧,因此多部门协作的工作往往缺乏效率。

这里就引申出了一个非常重要的问题,如何保障医务管理工作的有序推进且保有效率?

(四)现代医院医务管理的核心——制度

提高医务管理效率需要体制机制做支撑,关键是需要制度体系做保障。在人类的社会互动过程中,每个人所拥有的有关他人行为的信息均是不完全的,因此,有必要制订一种旨在简化处理过程的规则和程序,通过结构化人们的互动、限制人们的选择集合来规范人的行为。

这种规则和程序就是制度。往往需要协同完成的医务管理呈现出效率低下的特点,原因是命令统一性出现了问题,实质就在于多方的参与使得事务的执行出现了不确定性从而影响效率。而制度最大的作用,是通过建立一个人们互动的稳定结构来减少不确定性。因此,对于现代医院医务管理而言,制度设计和建设尤为重要。

在进行制度设计时,为了保证制度的完整和全面,尤其是制度的可执行性,通常情况下要兼顾到下列几个方面的问题。

1.设计的目的

制度本质上是一种人为设计的、重塑人们互动关系的约束。因此在每一项制度设计之初就应该有明确的管理对象、内容、流程、目的。

2.权威的明确

制度应该界定一套位置与每一个位置上参与者的命令归属关系。让参与其中的人能够依照这样的归属关系明确其本人命令链的上下游,从而避免决策、意见的冲突和混乱。

3.行为的界定

在制度设计中,最为重要的,是要对所涉及的各个环节给出明确的规则,让人知晓其对"约束"的界定。任何人通过对制度的学习即可明确合规与违规之间的区别、界限。

4.流程的规范

制度必须提供一个框架,包含标准的执行流程和大概率出现异常情况时的应急处置方案。每一种不同的处置方案均有明确的指令发出者和指令执行人,保证制度执行的畅通。

5.交流的渠道

在制度被执行时,一定会出现不同位置上参与者之间观念、意识、行为的冲突。因此在设计时,要充分考虑到不同参与人的交流渠道,并且能够界定所使用的方式和流程上的约束。

6.依从的监督

制度在被设计时,一定要将依从成本考虑在内。因为任何制度都存在依从与违反两种结果。必须在设计之初就要考虑到如何识别那些违反制度的行为,并衡量其违反的程度,尤其重要的是,知道谁在违规。

精巧的制度设计是提高医务管理效率水平的最优方式,此外,对于医务管理而言,制度的设计固然重要,制度的全面性也是现代医院医务管理的重要保障。

二、组织架构

组织架构是指一个组织整体的结构。医务管理的组织架构一般是指与医务管理有关的科室设定、分工安排、人员权责及各个环节之间的相互关系。医务管理组织架构的本质是为了实现医院管理目标而进行的分工与协作的安排,组织架构的设计要受到内外部环境、组织文化、组织内人员的技术技能等因素的影响,并且在不同的环境、不同的时期、不同的使命下有不同的组织架构模式。

（一）医务管理组织架构将随着多院区发展模式发生相应变化

按照国家深化医药体制改革相关文件精神，未来公立医院改革方向会有两个："医院合理规模控制"和"医院集团化趋势"。随着分级医疗政策的推进，由单体医疗中心规模扩张模式转为医联体多院区模式将是必然的趋势。

要适应这样的变化，医务管理要做两方面的准备：①医务管理人员应对整个医务管理的内容做到去芜存菁，洞悉医务管理的内涵和实质，然后对各项管理工作开展制度化、体系化、标准化改造以利于快速复制，同时将医务管理从管理实务性工作上升到学术理论高度，保证同一医务管理理论在不同医疗机构中管理水平与质量的同质化；②开始探索有效的医师集团管理模式，为了解决优质医疗资源的不均衡，除了行政性的拆分优质大型医院，还有一种有效的方法就是利用市场的力量调配医疗资源，医师集团模式就是一种有益的尝试。

现有的医师集团模式存在以下几点问题：①组织内医师晋升机制和继续教育机制缺失；②组织结构松散成员黏度低；③缺乏明确的战略目标和盈利模式；④缺乏实体医院作为依托；⑤目标客户没有明确的市场区分。这几个缺点都可以通过与传统的大型医院结合，也即"联合执业"来弥补。

以下几个新的问题需要医务管理人员认真思考：①责任与收益的分配模式；②集团内医师的再培训机制；③"联合执业"中相关法律法规的适用问题；④"联合执业"中组织有效性如何解决。

（二）MDT 医疗模式对医务管理组织架构的可塑性提出了更高要求

医学学科整合，是继学科细分后的又一学科发展趋势。在历史上，随着科学技术的进步，医学学科不断细分，这样的分化在初期确实有利于医学研究的深入和发展，但是在临床实际诊疗过程中一方面因为不同专精方向的医师给出的诊疗计划不尽相同，仅让患者独立选择诊疗方案造成极大的困扰；另一方面对医学生的全面培养、医疗基本技术的掌握也面临很大的缺陷。因此，国内外先进的医疗机构都开始了对学科设置的重组，开展学科发展中心化的探索。

将学科进行重组，如将心外科与心内科重组建立心脏疾病中心、将神经内科与神经外科融合组建神经疾病中心、胸外科与呼吸科组建胸部疑难危重症疾病诊治中心，甚至以老年、免疫等综合性疾病为中心建设综合性科室等，都是国内部分医疗机构已经开展了对学科融合的尝试。这样做不仅有利于患者得到联合支持治疗，也可以执行高效的 MDT 诊疗模式，打破科室间的壁垒，提高危重患者的救治经验和科研能力，带动学科整体发展。现代化医院管理必然会进入医学学科整合时代,医务管理也要随之改变甚至先于医院做出调整以适应时代的变化和临床工作中对效率需求的提高。

医务管理群组化可能是一种切实可行的解决方案。必须要认识到的是,无论医学学科如何整合,医务管理维度也不会发生太大的变化,只是会出现不同的管理项目组合形式,比如以"授权管理"为例,原来可以分为门诊资质授权、手术资质授权、药物资质授权、会诊资质授权等,因为医学学科整合的自下而上性,管理部门的设置应该随临床需求而变化,因此可能会将各类授权工作从原有的职能部门剥离出来组建成为一个新的"授权管理办公室",全面负责医院授权管理,保证效率与质量;再比如,随着学科整合医学新技术势必会蓬勃发展,可以将医疗技术管理、医学伦理审查、医学技术转化组建成一个综合性办公室,简化流程,提高医院新技术转化效率。

(三)人工智能等技术革命可能颠覆传统的管理组织架构

随着国民经济的发展和技术水平的提高,互联网概念和信息技术开始渗透进入生活中的方方面面,医疗卫生行业也不例外。

传统的医疗体系中有六大利益相关方:医师、患者、医院、医药流通企业、医药制造企业、医疗保险机构。随着互联网概念的介入,将会重构或新建一些关系连接模式。

可以看出,在互联网概念介入后与医务管理相关的发展模式主要有以下几种:就医服务、远程医疗、医疗联合体改革、新型健康管理模式发展等。面对这些变化,医务管理人员应该进行思考和积极改变,梳理管理体系,改变管理流程,重组医务管理模式,适应市场变化。

(四)科学合理的医务管理组织架构要求执行力强的职业化管理人员

客观地讲,长期以来中国的公立医院一直处于半计划经济体制时代,行政管理接受上级卫生主管部门管理,医院收益绩效接受市场检验。在这样的体制下,公立医院内部管理体制和运行机制中存在的明显的官僚化和行政化。随着医疗体制改革的深入和开放社会资本进入医疗行业,公立医院必然会面临市场经济的冲击,当面临生存考验的时候各个医院就需要精简人员、缩编机构,这时就要求每一个医务管理从业人员不仅拥有医学知识,还需要具备现代化管理思维及管理水平,否则一定会被市场所淘汰。

医务管理需要从以下入手:①对医务管理人员的管理学、社会学、法律知识等方面的培训优于医学知识的培训,基本的医学知识和医院运行体系、规则仍然

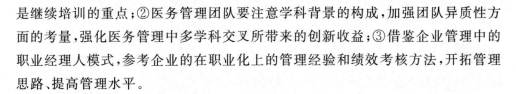

是继续培训的重点;②医务管理团队要注意学科背景的构成,加强团队异质性方面的考量,强化医务管理中多学科交叉所带来的创新收益;③借鉴企业管理中的职业经理人模式,参考企业的在职业化上的管理经验和绩效考核方法,开拓管理思路、提高管理水平。

三、主要内容

(一)依法执业管理

依法执业是指医疗机构按照《医疗机构管理条例》《医疗机构管理条例实施细则》《医疗机构诊疗科目名录》等卫生法律、法规、规章、规范和相关标准要求开展一系列诊疗活动的行为,主要包括机构合法、人员合法、设备合法和行为合法4个内容。其中,机构合法是指医疗机构必须依据《医疗机构管理条例》《医疗机构管理条例实施细则》等国家相关法律法规规定,经登记取得《医疗机构执业许可证》;人员合法是指在医疗机构内从事需要特许准入的工作人员必须按照国家有关法律、法规和规章规定依法取得相应资格或职称,如从事临床医疗服务的医师必须依法取得执业医师资格并注册在医疗机构内;设备合法是指医疗机构不得使用无注册证、无合格证明、过期、失效或按照国家规定在技术上淘汰的医疗器械。医疗器械新产品的临床誓言或者试用按照相关规定执行;行为合法是指医疗机构和医疗机构内的有关人员必须按照国家有关法律、法规和规章的要求开展相关工作。

1.医疗机构依法执业的意义

医疗服务涉及公民的生命健康权,是《宪法》明确规定的公民最基本权利,任何人不得侵害;同时,医务人员在提供医疗服务过程中往往又涉及对患者进行检查、用药、甚至手术等。由于医患双方在专业知识方面的差异,导致患方往往只能"被动"接受服务。因此,国家、卫生行政部门为确保医务人员的医疗行为所导致的结果不与患者的生命健康权相违背,从不同层面出台了一系列法律法规、规章制度,对医方的主动权加以约束,对患方的被动权加以保护。但实际生活中由于这些法律法规又不够健全完善,医务人员法制意识相对薄弱,而人民维权意识在不断增强,导致医务人员在发生医疗纠纷、诉讼时,往往拿不出有利于自己的证据。因此,在全面深化依法治国的大背景下,加强医疗机构依法执业管理应该成为医院管理的重要工具和组成部分,也是防范医疗事故,保障医疗安全,促进医疗机构健康发展的重要保证。

据不完全统计,目前,与医疗机构执业相关的法律共11部、行政法规39部、部门规章138部,还有形形色色的行业规范、技术规程、技术指南及行业标准等。但其中使用较多的主要有《中华人民共和国执业医师法》《医疗机构管理条例》《医疗事故处理条例》《人体器官移植条例》《医疗机构病历管理规定》《医疗机构临床用血管理办法》《放射诊疗管理规定》等。

2.医疗机构常见违法违规行为

(1)未取得《医疗机构执业许可证》擅自执业,主要表现形式如下。①未经许可,擅自从事诊疗活动:如黑诊所、药店坐堂行医等;②使用通过买卖、转让、租借等非法手段获取的《医疗机构执业许可证》开展诊疗活动的;③使用伪造、变造的《医疗机构执业许可证》开展诊疗活动的;④医疗机构未经批准在登记的执业地点以外开展诊疗活动的;⑤非本医疗机构人员或者其他机构承包、承租医疗机构科室或房屋并以该医疗机构名义开展诊疗活动的。

(2)使用非卫生技术人员:卫生技术人员是指按照国家有关法律、法规和规章的规定依法取得卫生技术人员资格或者职称的人员;非卫生技术人员是指未取得上述任职资格(资质或者职称)的人员在医疗机构从事医疗技术活动的。医疗机构使用非卫生技术人员的主要表现形式如下:①医疗机构使用未取得相应卫生专业技术人员资格或职称(务)的人员从事医疗卫生技术工作的;②医疗机构使用取得《医师资格证书》但未经注册或被注销、吊销《医师执业证书》的人员从事医师工作的;③医疗机构使用卫生技术人员从事本专业以外的诊疗活动麻醉药品和第一类精神药品处方资格的医师开具麻醉药品和第一类精神药品处方的;④医疗机构使用未取得医师资格的医学毕业生独立从事医疗活动的;⑤医疗机构使用未取得药学专业技术任职资格(执业资格或者职称必须均无)从事处方调剂工作;⑥医疗机构使用取得《医师执业证书》但未取得相应特定资质的人员从事特定岗位工作的;⑦医疗机构使用未变更注册执业地点的执业医师、执业护士开展诊疗或护理工作的;⑧医疗机构使用未获得《外国医师短期行医许可证》的外国医师从事诊疗活动的;⑨其他。

(3)超范围行医:超范围行医是指医疗机构超出《医疗机构执业许可证》核准登记的诊疗科目范围开展诊疗活动的行为。主要表现形式:①未经核准从事计划生育专项技术服务;②未经核准开展医疗美容服务;③未经核准擅自开展性病专科诊治业务;④未经批准开展人类辅助生殖技术;⑤擅自从事人体器官移植;⑥未经医疗技术登记擅自在临床应用医疗技术;⑦其他。

(4)非法发布医疗广告:医疗广告是指利用各种媒介或形式直接或间接介绍医疗机构或医疗服务的广告。医疗机构非法发布医疗广告的主要表现形式如下:①未经取得《医疗广告审查证明》发布医疗广告;②虽取得《医疗广告审查证明》,但医疗广告内容或发布媒体与《医疗广告审查证明》内容不一致;③医疗机构以内部科室名义发布医疗广告;④利用新闻形式、医疗资讯服务类专题节(栏)目发布或变相发布医疗广告;⑤其他。

3.医师多点执业带来的影响

2009年4月《中共中央国务院关于深化医药卫生体制改革的意见》中首次提出医师多点执业概念,此后,陆续出台相关政策大力推进医师多点执业得到有效落实。然而,医师多点执业后,医师从定点执业向多点执业的转变,身份由"单位人"向"社会人"的转变必然会促进医务管理工作发生变化。第一,医师多点执业对传统医师培训模式也将产生重要影响,目前而言,医师的毕业后教育主要发生在医院,而医院也遵循"谁培养谁收益"的原则,掌握了对医师技术劳务价值使用的控制权。而多点执业政策执行后,既有格局将可能被打破,出现"为他人作嫁衣裳"的局面。第二,在不同地点执业过程中,参与多点医师面临的医疗纠纷和医疗安全问题等医疗风险和责任的分担也将是新形势下医务管理部门即将面对的问题,特别是在医师执业相关法律法规不完善的情况下这一问题将更加凸显。第三,医师多点执业对传统的工作评价模式也将产生挑战,多点执业后医师的工作将在多个执业点进行,对其执业绩效考核变成一个相对动态的过程,无论是工作数量和质量还是数据收集的全面性、及时性都将面临新的挑战;第四,医师的流动虽然能够扩大医院的影响力,但也有可能会带走部分病源,从而影响到主执业机构的既得利益。

4.如何加强依法执业

随着现代医学技术不断发展,放射诊疗设备被广泛运用到各级医疗机构,在提高患者疾病放射诊断与治疗质量同时存在放射设备无证经营、从放人员非法执业,放射性职业病、过量照射或防护不当引起患者投诉、医疗纠纷、放射事故等问题。医院应从管理机制、从放人员、放射设备及受检者防护管理等几方面开展放射防护管理工作。

(1)完善管理组织架构:医院成立以分管院领导为主任委员,相关临床、医技科室和有关职能部门负责人为委员的放射防护委员会,管理办公室设在医务部,安排专人负责放射防护管理工作;相关科室成立了放射防护管理小组,安排兼职人员负责本科室的放射防护管理工作,从院、科两级构建了放射防护组织体系,委员会建立了工作制度,明确了部门职责,放射防护委员会实行例会制度,定期对放射防护管理工作存在的问题进行总结并提出整改意见和办法。

(2)健全规章制度:按照国家相关法律法规规定,对新、改、扩建放射工作场所,放射设备的引进、换源、退出,放射防护用品的规范使用均做出明确规定,同时,各科室还根据设备分类制订了放射设备操作规程,由医院统一修订后下发并上墙,为强化放射防护管理提供了制度、规程保障。

(3)强化过程管理:①规范从放人员管理,医院对所有从事放射工作人员均进行了职业健康岗前、在岗及离岗体检,其中在岗体检不超过2年进行1次;每2年进行1次工作培训,每4年进行1次辐射安全与防护培训,通过加强放射防护安全培训,降低了职业照射和提高了放射防护水平。工作人员在体检、培训合格取得《放射工作人员证》后方能从事放射诊疗工作。从放人员进入放射工作场所必须按要求佩戴个人剂量计,医院委托第三方检测机构每季度进行1次个人剂量检测,针对剂量>1.25 mSv的人员进行调查,并填写分析调查记录表。同时,医院为每位从放人员建立职业健康档案,包括职业健康检查记录、放射培训记录、个人剂量监测数据等资料,为规范从放人员管理提供了资料保障。②重视放射设备管理,医院凡新增放射设备均按要求委托第三方有资质的卫生技术服务机构及环评机构进行职业病危害预评价与环境影响评价,对新增放射设备项目可能存在的职业放射危害因素及项目拟采取的防护措施、防护用品分析评价。评价报告完成后报卫生、环保主管部门进行审批,审批通过完成项目建设后再进行职业病危害控制效果评价与环境验收监测,再报卫生、环保行政主管部门审批并通过专家验收后,放射设备在取得《放射诊疗许可证》《辐射安全许可证》后正式投入运营使用。在用放射设备每年定期进行1次设备性能及防护状态检测,检测合格后方能继续使用。严格做到放射设备依法执业管理。③加强工作场所管理,放射工作场所防护门、观察窗厚度均按规定达到与墙体相同防护厚度,进出口设置醒目的电离辐射警示标志,工作指示灯有文字说明。按照放射工作场所分类:放疗场设置了多重安全联锁系统、剂量监测系统、影像监控、对讲装置、固定式剂量报警装置,剂量扫描装置和个人剂量报警仪等;核医学设置了专门的放射性同位素分装、注射、储存场所与放射性固体废物存储室及放射性废水衰变池,配备了活度计及表面污染监测仪;介入放射及X射线诊断场所配备了工作人员及受检者的铅围裙、铅围脖、铅帽、铅眼镜等防护用品。④强化受检者管理,受检者在进行放射诊疗前,工作人员告知放射检查的危害,检查时对其他非检查的敏感部位(如甲状腺、性腺等)采取屏蔽防护,如受检者较为危重检查时需陪伴,工作人员也为陪伴提供并使用了相应的防护用品,由于受检者防护意识较为薄弱,医院在每个放射检查室设置了防护用品使用示意图指导受检者及陪护如何正确使用防护用品。

(4)管理成效:通过规范放射防护管理,健全组织构架,完善管理工作机制,优化工作流程,提升人员防护意识等措施。历年来,在放射诊疗人次数持续快速增长的同时,医院未发生1例放射事故,未发生1例疑是放射职业病患者,未发生因放射防护引发的纠纷投诉。从放人员职业健康体检率、放射防护培训率、个人剂量监测率均从初期的80%提升到99.9%,基本达到从放人员放射体检、培训、剂量监测全覆盖。

(二)医疗技术管理

医疗技术是指医疗机构及其医务人员以诊断和治疗疾病为目的,对疾病做出判断和消除疾病、缓解病情、减轻痛苦、改善功能、延长生命、帮助患者恢复健康而采取的诊断、治疗措施。

1.医疗技术管理的重要性

医药卫生是高新技术密集型领域,现代生命科学技术的飞速发展,推动了组织学技术、系统生物学技术、干细胞和再生医学、生物治疗等高新技术迅速发展,高新技术的发展是把双刃剑,为疾病治疗和健康维护带来了曙光的同时,也会产生一些如医学伦理等方面的影响。我国医疗技术准入管理和监督制度发展相对落后,医疗技术的发展和管理步调的不一致,致使少数涉及重大伦理问题、存在高风险或安全有效性有待进一步验证的医疗技术管理与监管存在一定风险。因此,对医疗技术实行规范化管理,是医院伦理管理的必然要求,也是医疗机构保障医疗安全、规避风险、承担社会责任的具体体现。对此,2008年卫生部(现卫健委)颁布《医院管理评价指南(2008年版)》,将医疗技术管理列为医院管理评价体系中的一项重要考核指标,也是十八项医疗核心制度和三级医院等级评审中重要评价指标之一。

2.医疗技术管理的现状和难点

医疗技术的监管,是全球化的难题,为更好实现对医疗技术的有效管理,各国采取了包括医疗技术评估、行政规划和干预、专科医师培训制度、医疗保险制度等各种综合手段和方法。2009年之前,我国仅有《人类辅助生殖技术管理办法》《人体器官移植条例》等几部针对专项技术管理的特别规定,尚无一部系统性规定。2009年卫生部(现卫健委)颁布了《医疗技术临床应用管理办法》,对医疗技术实行分类分级管理:将医疗技术分为三类,并对第二类、第三类技术实施准入管理和临床应用前第三方技术审核制度。2015年以后,我国医疗技术管理逐渐进入创新转型阶段。在政府简政放权的大环境下,原第三类医疗技术管理规范已不适应当前医疗技术管理要求。对此,卫生部印发《关于取消第三类医疗技术临床应用准入审批有关工作的通知》取消第三类医疗技术临床应用准入审批,并对医疗技术的管理由"准入审批"改为"备案管理",医疗机构对本机构医疗技术临床应用和管理承担主体责任。

2018年11月1日,国家卫生健康委员会公布《医疗技术临床应用管理办法(2018版)》,目的在于加强医疗技术临床应用管理,建立医疗技术准入和管控制度,促进医学发展、技术进步,提高质量,保障安全。此管理办法以部门规章的形式下发,旨在加强医疗技术应用管理顶层设计、建立制度和机制、强化主体责任和监管责任。

3.医疗技术管理实务

(1)高风险医疗技术管理:高风险医疗技术广义上是指安全性、有效性确切,但技术难度大、风险高,对医疗机构服务能力、人员水平有较高要求;或者存在重大伦理风险,需要严格管理的医疗技术。相对于普通医疗技术,具有高危险性、高难度操作性,具有准入要求。高风险医疗技术管理是医院医疗技术管理工作的重要组成部分,应当遵循科学、安全、规范、有效、经济、符合伦理的原则。科室开展高风险医疗技术,应当与其功能任务相适应,具有符合资质并获得医院高风险技术授权的专业技术人员,相应的设备、设施和质量控制体系,并严格遵守技术管理规范。在高风险医疗技术管理中,应该建立相配的医疗技术准入和管理制度,同时对开展高风险技术的医务人员进行动态授权,以提高医疗质量,保障医疗安全。

(2)医疗新技术:医疗新技术主要是指医疗机构此前从未开展过的,对治疗、诊断疾病确切有效的,具有一定创新性并且具有一定技术含量的,有临床应用价值的新技术和新方法。包括对各类医技检查、临床诊断和临床治疗过程中相关的器械设备、药物、检验检测试剂、手术耗材等的技术创新,改造和扩展功能、医疗新技术开展临床应用涉及设备、药剂、运营及伦理审查等多个方面。

(3)强化过程管理:①申报管理,新技术审核实施院科两级审核。申报人所在科室对申报者资质、能力、技术条件、安全性、有效性及伦理风险等进行可行性论证,医务部组织专家进行可行性论证,专家论证严格实行回避、保密制度;医院伦理办公室进行伦理审查;医疗新技术管理专委会审批。②审批管理,医疗新技术管理专委会定期对通过专家论证和伦理审查的新技术/新项目进行审批,经委员讨论投票通过后正式开展实施。③应用管理,经批准开展的新技术/项目在临床应用中,严格履行告知义务,征得患方书面同意后方可实施;实施过程中一旦发生不良医疗事件,严格按照"不良损害应急处置预案"相关规定进行处置,并立即停止该项目,收集相关证据资料,查找原因,报告医教部,医务部组织相关人员开展调查后报医疗新技术管理专委会决定该技术/项目是否继续开展。④追踪管理,经批准开展的新技术/项目,项目负责人定期向医务部提交《诊疗新技术/新项目进展报告》,内容包括诊治患者情况、质量和安全分析、成本效益分析等。⑤保障支撑,医院将临床新技术/项目申报、开展情况纳入科室年终考核评分;同时,对技术新颖、成熟度较高、临床应用前景好的新技术/项目,可申请医院临床新技术基金资助。

(三)医疗授权管理

医学作为一门实践科学,需长期实践经验的积累。依法取得执业资格、并进行注册,是一名医师能够从事医疗活动的基本条件,通常并非所有满足执业医师从业条件的医师都能独立完全所有与自身专业相关的临床工作,按照不同工作能力、岗位职责及岗位管理要求,医师的资质水平对质量安全影响重大,根据资质实施授权是有效手段。

1.医疗授权管理的界定

20世纪50至60年代,许多企业特别是一些大的公司已经提出了授权的概念。授权是指将权利转移出去,让他人共担,以实现更大的管理效益,授权管理目前广泛应用于金融、信息、企业等行业管理中。由于患者疾病的个体差异性、医疗救治的时效性、医疗专科的独特性,对患者的诊疗活动采取统一固定的模式会脱离临床实际。因此,对医疗服务主体(如医师、护士等)进行分权、授权的程度,远远大于其他行业,即每位医疗组长有权力决定其诊治的患者所需的医疗服务项目。但由于医疗服务的不可逆行,没有约束的授权又容易导致医师对同一种疾病可能采取各种不同的治疗方案,使得治疗效果与治疗成本参差不齐,势必造成患者的利益损害,影响医疗质量和医疗安全。

2.医疗授权管理的必要性

医疗管理的最终目的在于提高医院的社会和经济效益。因此,医院管理者进行决策时,应充分运用授权与目标管理的理念,达到管理的专门化与人性化。

(1)医疗授权是规范执业人员行为的基础:授权是完成目标责任的基础,权力伴随责任者,用权是尽责的需要,权责对应或权责统一,才能保证责任者有效地实现目标,进而规范执业人员的行为。

(2)医疗授权是调动执业人员积极性的需要:通过赋予权力,实现目标,激发执业人员的潜在动力,调动被授权者的积极性和主动性。

（3）医疗授权是提高下级人员能力的途径：通过授予具备相应岗位素质要求的医师从事相应岗位工作的权利，实现自我控制与自我管理，在一定程度上改变完全在上级医师指导或指挥下做事的局面，有利于下级人员发挥临床工作和协调能力。

（4）医疗授权是增强应变能力的条件：现代医疗管理环境的复杂多变性，对医院组织管理提出了更高的要求：必须具备较强的适应和应变能力。而具备这种能力的重要条件即相应岗位素质要求的医师应被赋予相应的自主权。

3.医疗授权的原则

开展医疗授权管理以医疗授权为手段，健全机制，理顺流程，对影响医疗质量和医疗安全的重要环节（如岗位），技术开展评估、实施准入，强化考核，从而实现全过程监管。通过提高执业人员素质和能力，规范医师行为，合理、安全、有效地应用医疗技术，规避可避免的医疗风险，从而持续改进医疗质量，保障医疗安全。医疗授权管理具有以下特点。

（1）明确授权：授权以责任为前提，授权的同时应明确其职责，责任范围和权限范围，包括行使权力的前提、时间、对象、方式、规范等。同时，还需要建立处罚机制，对超越授权范围开展医疗行为进行处罚。

（2）视能授权：医疗服务的授权标准必须以医师、技师的自身能力水平为主体，依据工作的需要和授权对象能力大小、水平高低制订授权标准，不可超越授权对象能力和水平所能承受的限度，以保证医疗安全为前提，最大限度地发挥授权对象的能力。

（3）完整授权："疑人不用，用人不疑"，卫生技术人员一旦达到授权的标准，医疗管理部门就应向其授予对应的权利，并为其行使对应的医疗诊疗权利提供支持和便利。

（4）动态授权：授权不是弃权，在授权以后，应对医师、技师等行使医疗权限的行为进行持续动态追踪的监管，同时定期对医疗权限进行清理和重新评定，针对不同环境，不同条件、不同时间、授予不同的权力。如果出现权力使用不当或违反规章制度者，应及时缩减或终止授权。

4.医疗授权的实施

（1）搭平台，建制度：医院层面应成立医疗授权管理委员会，成员应包括院领导、医务、质控、护理等行政部门负责人，以及各临床、医技科室主任。同时，应该建立工作制度，明确权限申请、审批、调整和终止程序；建立工作例会制度，定期对全院各级授权进行调整。

（2）抓重点，分类管：医疗业务过程环节千头万绪，将医疗授权工作全面铺开势必不具可操作性，医疗授权管理工作是否能落到实处，关键在于抓住重点环节，进行重点管理。

（3）强监督，勤考核：授权不等于弃权，如何确保被授权者合理使用取得的授权，必须建立与之配套的考核评价体系，不合格者及时终止授权。医院应建立完整的考核评价体系，确保被授权者合理使用被授予的权力，组织多部门进行动态管理，定期或不定期对各级授权人员进行考核，考核不合格者及时终止授权。同时，取得医疗授权意味着医院对其医疗业务水平的认可，取得岗位和技术授权也意味着要付出更多的努力，承担更重要的责任。为保证每一位被授权者以积极的态度认真履职，必要的激励机制不可或缺。

（四）医务流程管理

医务流程管理是医务管理的重要内容之一，流程一词指的是主体为达到某种特定目标，按照一定形式进行的连续不断的一系列动作或行为。通过分析流程中的各个环节，保留有价值的环节，尽量减少没有价值或阻碍流程运行的环节，最终达到每个步骤都能够为流程创造价值的目的。医院流程优化通过借鉴流程管理在生产中的成功经验，从而利用其理念和工具对医院管理流程进行优化和改善，以满足广大患者的需求和医院自身发展的需要。目前，医务管理的流程主要涉及资质审核、任务指派、应急处置、风险预警等。其业务流程的正常运行需以流程管理方法论的运用为基础，以"规范、培训、总结、改进"的实施为保障。

在医务管理中推进流程管理是一个循序渐进的过程。应重点做好宣传引导，在医疗相关部门统一思想，在流程管理的重要性上达成共识。具体操作层面，应根据管理实际情况，明确管理目标，对现有流程进行分析，判断现有流程与管理目标的协调程度，从而决定是否设计新流程，舍弃一些比较陈旧的流程，设计过程中要注意流程的可操作性；如果现有流程无明显缺陷，则仅需对其进一步规范，可通过加强日常宣讲、培训，强化流程管理意识，保证全院职工认可管理的各个环节，从而确保流程管理的全面展开、有序推进。同时，在流程管理中，要任命流程负责人或成立管理小组，负责整个流程的规范、改进、革新；新的流程在设计结束后，需要对其进行全面检查，并加强制度建设，总结经验，反思流程的可行性和最优化探索，持续改进，构建流程优化长效机制。以下以院内科间会诊管理优化为例浅谈医务管理流程优化。

1.院内科间会诊流程优化背景

会诊是在临床诊疗过程中,对疑难危重患者的诊治,仅凭本医院、本科室医疗水平不能解决,需要其他医院、科室医务人员协助时,由科室发出会诊邀请,被邀医院、科室相关专业医务人员前往会诊并共同确定诊疗意见的医疗过程。其目的是为了帮助解决疑难病症的诊断和治疗,是发挥综合医院协作医疗功能的重要方式。会诊作为集多学科力量、加强学科间技术交流、保证优势互补、提升临床诊治水平的关键环节和手段,其重要性和不可替代性毋庸置疑。会诊质量的高低已成为衡量医院医疗环节质量水平的重要指标,尤其是会诊的时效性,是医疗环节质量控制的重要指标。不断提高会诊质量管理水平是医疗质量持续改进,确保医疗安全的重要内容。

2.会诊流程改进思路和重点

会诊流程管理重点在于及时发现现有管理中的问题、找到问题根源,并及时解决请会诊质量和会诊质效两方面的问题,从而不断提升医院会诊质量。从找问题的角度出发,目前运用最多的是鱼骨图,它是一种发现问题"根本原因"的方法,也可以称之为"因果图"。其特点是简捷实用,深入直观。

针对上述存在的问题,医院应加强制度建设,做到有章可循、有法可依:①对会诊人员资质做明确规定,通过准入保证会诊质量;②发挥信息化优势,保证会诊信息传递的及时有效,加强监控;③在电了会诊系统增设不良事件提醒、会诊任务智能排序、患者检查结果等便捷链接,以便于临床查询、提高会诊效率;④建立评价指标,实现会诊结束后"请会诊-会诊"双向评价单方可见的会诊质效评价,为会诊相关医疗质量的评价提供客观依据;⑤将院内科间会诊纳入医疗质量考核指标,提高会诊及时率和满意度。

3.流程改进中的注意事项

(1)加强宣传,转变观念:为确保医务流程管理工作扎实有效开展,制订全面流程管理计划,对医务管理人员、医务人员进行专题讨论,进一步统一思想,达成共识;同时,做好宣传教育培训工作,加强对流程管理重要性的认识,举办专题讲座,使流程管理的核心理念渗透到全体医务人员,确保此项工作顺利开展。

(2)完善机制,确保成功:最优医疗服务流程的实现,依赖于相应管理机制的建立和完善,如多科会诊督导人员设置及会诊质效考评等,而相关工作的经济效益核算及合理分配是重要因素,要以强有力的组织措施和合理激励机制保障流程管理顺利进行。

(3)以点带面,逐步推广:医务流程管理的推行是一个循序渐进的过程,相关制度的制订和实施为其提供了有力保障,推行后认真总结、及时反馈、逐步推广。流程管理改造的出发点和立足点要基于简化流程的原则,同时也要注意改进的新流程是否能有效降低成本和提高质量,也要考虑医院自身的承受能力。

(五)医师培训管理

1.医师培训的重要性

如前所述,医务管理的范畴是在不断变化的,有着鲜明的时代特点和文化特点。但是,医务管理的重要对象则一直是临床医师,临床医师是提供医疗服务的核心,临床医师的水平和素质直接决定着医院的医疗质量和医疗安全。因此,对医院而言,全方位高水平人才的持续性培养是医院持续发展的重要保障,是提高医院核心竞争力的关键。开展医师培训正是医院人才培养的重要形式。

医学作为一门实践科学,需不断学习和长期实践经验的积累。尤其随着医学科学技术的迅速发展,各种医疗新技术、新方法不断涌现;随着医改的深入,医联体多院区模式和医院集团化趋势明显,医师多点执业法律法规的出台;医务人员法制意识相对薄弱,而人民维权意识在不断增强,医疗纠纷事件层出不穷等时代背景下,如何做好医师培训机制建设,通过医师培训,提升临床医师专业理论和技能,提升医院整体医疗质量,防范医疗事故,保障医疗安全,捍卫医师权益等是医务管理者急待思考的问题。

2.目前我国医师培训发展现状

基于医师培训的重要性,我国各大医院非常重视院内医师的培训工作,开展了多种形式的培训,但培训效果不尽人意。针对培训内容来说,目前我国医院主要侧重于知识和技能等基本胜任力的培训,对于医德医风、医患沟通能力、医疗相关法律法规、科研、教学,以及团队合作能力等人文素质的培训较少;针对培训形式,缺乏分层分类培训,导致培训的内容缺乏系统性和针对性,不适应时代发展和临床实际需求;同时医师培训缺乏有效的监督和考核制度,使培训流于形式,不能调动临床医师参加培训的积极性。

所以,大型综合性医院要做好医师培训工作就应积极响应国家号召,顺应时代发展,深入挖掘临床医师需求,合理设置培训课程及内容,优化医师培训模式,开展分层分类的医师培训工作。医院应根据本院医师、规培医师、研究生、进修生等人员类别的不同、岗位的不同,以及职称的不同来开展培训,应坚持分阶段、分层次、分类别、全面覆盖原则全面开展培训。具体做法如下。

(1)设立医师分级培训管理和监督机构。由机构负责培训工作的总体规划、组织、实施和协调工作。负责督导各专科专业理论和临床技能培训计划的落实和完成,督导各专科培训管理小组的考核并提出指导意见。

(2)成立培训指导委员会,专门负责确定医师培训总体目标、实施计划与考核办法,制订医师培训相关政策,审核各专科、各级别、各类别人员的培训计划及培训合格的认定。

(3)建立系统的、有针对性的医师分级培训、考核和监督体系:由医院负责引导,各专科培训管理小组负责落地各专科培训计划的制订、实施和考核,并提供本专科各级医师培训与考核情况。①制订培训计划:全院各专科首先分别确定本专科初、中、高级培训医师名单,再按照医院规定的统一格式和模板分别制订本专科各级人员培训细则,医院将各专科的培训细则整理成册,各部门、专科各尽其责,严格按照培训计划实施培训内容,将专科培训工作制度化、常态化,使培训工作有据可依;②执行培训内容,监督培训过程:各专科培训管理小组按照培训计划,督促科内各级医师按要求进行培训,切实把培训内容贯穿于平时工作。培训内容既有基础理论、基础技能,又有专科手术操作技能,同时涉及科研、教学能力的培养和创造性思维的培养。科室负责所有培训人员的考核并及时组织上报。医院督导培训过程及考核情况并提出指导意见。

(4)立足专业培训基础,医院牵头开展综合素质培训:医师培训中综合素质培训及专业技术培训两手抓两手都要硬。对于专科培训,医院在组织开展时除了建立系统的、有针对性的医师分级培训、考核和监督体系,积极引导及督导科室落地培训外还应丰富培训形式,提高培训积极性。对于综合素质培训,医院则应发挥更大的主导性,从医院层面提供更多的通用课程设置,比如医学基础理论和操作培训,包括内、外科基础临床技能、急救技能、放射检查报告解读、临床检验新项目概览、医学人文教育、医疗核心制度解读、医疗相关最新法律法规解读、医疗机构常见违法违规行为案例分析、多点执业相关法律解读、医患沟通与纠纷防范、新技术申报及合理用药等,旨在通过培训提高临床医师执业相关法律意识、人文素养并推进医务管理制度的落实,提高制度执行效率,培养全面复合型高水平人才。

(5)以信息化手段为支撑,提高培训效率:医院信息化建设是提高质量效率的必由之路,医师培训同样需要信息化建设为支撑,医师的分层分类安排、培训细则、培训计划、讲课安排、授课课件,以及考核情况等信息都应达到标准化、信息化建档,通过信息系统查询便可快速得到所需数据,为科学决策提供服务。同时可利用信息化手段创新培训方式,增加在线在位培训方式,扩大培训辐射面及培训时间选择的灵活性。

3.医院进修生岗前培训管理

进修医师岗前培训是院内医师分层分类培训的一种重要形式。进修生岗前培训的目的在于向新到院的临床进修学员,系统介绍医院基本情况,开展规章制度、医德医风教育,以及基本工作流程、规范、标准等要求的系统培训,帮助进修生依法依规参与临床工作,最大限度地降低医疗风险,规避医疗纠纷,圆满完成临床进修学习计划。所以医院应对进修生岗前培训十分重视。

(六)关键环节实施项目管理——合理用血管理

患者在医院中进行的诊疗经过,本质上是一种流程,带有明显的时间属性和逻辑属性。医务管理对患者的诊疗行为进行全程管控,也即是一种流程管理。整个医务管理流程由若干个环节构成,其中部分环节对于患者诊疗效果、医疗质量影响巨大,我们将其称之为"医疗关键环节"。在现代企业管理学与工程管理学中,有一个原理叫"控制关键点原理",是指管理者越是尽可能选择计划的关键点作为控制标准,控制工作就越有效。控制关键点原理是管理工作中的一个重要理念。对一个肩负管理职责的人员来说,随时注意计划执行情况的每一个细节,通常是费时且低效的。管理人员应当也只能够将注意力集中于计划执行中的一些主要影响因素和节点上。而且事实上,控制住了关键点,也就控制住了最终的效果。

正如本章第一节我们谈到的,医务管理工作纷繁复杂,管理项目多,管理难度大,通常都需要多部门科室进行协作联动解决,关键环节的项目种类也不胜枚举。在此,鉴于篇幅原因,我们以"合理用血管理"这一医务管理关键环节为例,给大家展示如何对关键环节实施项目管理。

输血是现代医学的重要组成部分,如果应用得当,可以挽救患者生命和改善生命体征。但血液供应、血液保管、血液传播疾病和输血不良反应对患者健康的威胁又使得合理用血管理成为医务管理中最重要的关键节点之一。

运用项目制推进关键环节工作,首先要设立明确、可行的工作目标。例如,在合理用血管理项目"技术创新结合科学管理,大力推广合理用血"中,项目目标被设置为以下内容。①根据各科室年度用血量,以及合理用血指数制订详细的临床合理用血评分细则,每月对各临床科室进行合理用血评分,准备把该评分纳入科室医疗质量考核;②建立定期反馈机制:包括各临床科室总用血量、相比上月的增减率等;以医疗组为单位分析评估治疗用血液的合理性、平均输血前血红蛋白等,要求科室将该指标纳入科室医疗质量管理,定期分析评估改进;③紧密跟踪创新性技术,促进合理用血相关转化医学研究成果的推广应用和制度化实施(如围术期的输血指征评分);④完善合理用血分析评估制度,督导临床科室持续改进。

之后项目组按照既定计划和目标,逐条进行项目推进,并做期中阶段成果总结。总结结果如下:①输血科已拟定临床合理用血评分细则(试行),对输血量大及不合理输血例数较多的科室和个人定期公示;②医教部根据每月评分情况及分析数据,向科室反馈合理用血相关数据、督导整改,通过院内信息系统、即时通信工具等方式加强管理部门、输血科及各临床科室的联系和沟通;注重加大合理用血培训的强度和重点科室的针对性培训;③创新性合理用血相关转化研究成果的专项宣教及制度改进,已依据研究进展试行制度化实施;④阶段性成果已形成改善医疗服务行动计划全国擂台赛案例,报医院审核后提交。

进入到一定阶段以后,项目组对研究的工作亮点、创新结果、优秀经验、未按计划完成部分及原因,以及下一阶段工作推进安排进行总结和讨论。

最终,该项目通过引入革新性的输血理念(如国际上首创以围术期的输血指征评分指导临床用血),持续增加日间手术病种及比例,推行外科快速康复模式、大力发展微创技术、改进自体输血技术等方法,在手术台次逐年增加的同时,用血量呈下降趋势,有力保障了患者就医需求。

(七)多院区医务管理

根据国务院日前印发的《"十三五"卫生与健康规划》和《"健康中国 2030"规划纲要》相关精神,在今后的医疗体制改革中会逐步建立"体系完整、分工明确、功能互补、密切协作、运行高效的整合型医疗卫生服务体系",建立不同层级、不同类别、不同举办主体医疗卫生机构间目标明确、权责清晰的分工协作机制,引导三级公立医院逐步减少普通门诊,重点发展危急重症、疑难病症诊疗。完善医疗联合体、医院集团等多种分工协作模式,提高服务体系整体绩效。

从上述文件精神可以看出,下一阶段的公立医院改革将会出现"医院合理规模控制"和"医院集团化趋势"两个方向。这是为了适应现代医院的发展趋势,确定地区内医院的规模,保证医疗资源的合理分配。按照国外医院管理经验,现代化医院的床位在 1 500~2 000 床位之间为宜,保持管理幅度和管理层级规模效应最佳。随着分级医疗政策的推进,由单体医疗中心规模扩张模式转为医联体多院区模式将是必然的趋势。

1.多院区发展历史沿革

早在 20 世纪 80 年代初期,我国医疗卫生领域曾以医疗合作联合体的形式,进行过一场医疗资源的重组,医疗联合体模式下的各个院区主要以技术上的互助形式松散联结;到 20 世纪 90 年代中后期开始,国内很多医院开始尝试医院集团化发展道路,通过采用合作共建、委托管理等多种方式,形成了以资本或长期的经营管理权等为纽带并拥有两个及以上院区的医院。需要说明的是,目前国内多院区医院通常组织形式为核心院区加一个或多个分院区,由核心院区向其他院区输出人力、技术、管理等各类资源要素,这与由产权独立的医疗机构组成的松散医联体仍有本质差别。随着大型公立医院多院区发展趋势日趋明显,医联体建设步入快速、纵深发展阶段的,纯粹意义上的单体医院将越来越少。

2.多院区模式的优势

多院区医院的出现和发展与既往我国优质医疗资源主要集中于各大型公立医院有着密切联系。首先,位于城市中心的大型医院发展空间往往受到地域的严重限制,医院在扩张战略中不得不选择迁建或新建院区的多院区模式;其次,可提高资源利用效率,降低服务成本是医院发展多院区的重要目标;另外,多个院区同时运行,使多院区医院医疗服务提供能力增强,服务覆盖人群更广,从而使得医院品牌知晓度提高等。

3.多院区医务管理的难点和对策

一体化管理难度大几乎是所有多院区医院发展过程中的共性问题,具体包括院区间文化整合问题、学科布局的科学性和前瞻性问题、成本控制问题、医疗同质化问题等。

对于医务管理而言,核心仍然是如何在多院区模式下保证整体的医疗质量和安全,促进医疗同质化。必须正视各个院区由于人员质量文化认同差异、技术水平参差不齐、医疗设备配置不同、各自有学科重点发展方向等因素对于医务管理带来的挑战,一般而言,可从以下几个方面入手提高医务管理质效。

(1)尽力建立统一的医疗质量标准、医疗服务流程和医疗质量考核体系。由此需要充分发挥核心院区的引领作用,合理配置各分院区的人力资源、医疗设备。

(2)针对性进行人员培训和院区间交流,促进医疗质量文化的整合。可依据现有人员的技术水平差异采取集中培训、鼓励院区间科室-人员互访、医院自媒体平台及时发布各院区建设发展信息等方式,以实现整体质量安全文化的整合。

(3)强调前置风险管理,合理界定不同层级医务管理部门权限。对于层次化管理模式的院区,有适度赋予其医务管理权限,以提高对医疗风险前置处理效率;同时也要注重医疗质量核心指标数据的信息共享,以保证及时介入干预。

第二节 医疗安全管理

一、概述

(一)概念

医疗安全管理是指通过积极的手段、方式设计和运用以防止医疗错误及其带来的不良后果的行动。

《"健康中国 2030"规划纲要》中明确提出,"持续改进医疗质量和医疗安全,提升医疗服务同质化程度,再住院率、抗菌药物使用率等主要医疗服务质量指标达到或接近世界先进水平"的工作目标,为了顺利推进"健康中国战略"的实施,习近平主席在中共第十九次全国代表大会上也明确提出"全面建立优质高效的医疗卫生服务体系,健全现代医院管理制度",医疗质量安全和医疗服务被放在了十分突出重要的位置。

(二)医疗安全管理现况及进展

近年来,随着医药卫生体制改革工作的不断深化,我国在努力满足人民群众日益增长的医疗卫生服务需求的同时,医疗安全风险隐患也随之增加,挑战日益严峻。

1.医疗资源配置和就医格局的改变给医疗质量安全带来的挑战

随着分级诊疗制度建设不断推进,政府对社会办医的鼓励和扶持力度日益加大,患者的就医地点选择呈现向基层和民营医疗机构集中的趋势,但基层和民营医疗机构的医疗技术、医疗质量安全管理基础较为薄弱,服务能力不足,医疗质量安全隐患也随之增加。

2.医疗发展模式和社会相关领域的变革给医疗质量安全带来的挑战

随着我国经济发展和社会进步,环境变化、人口老龄化及生活方式转变等,使得我国疾病谱从以感染性疾病为主向以心脑血管疾病及恶性肿瘤等慢性病为主转变。医学模式的转变和"大卫生概念"的确立,医疗服务范围的领域拓展,医疗机构的功能向院前和院后延伸,日常工作也从院内医疗向院外社区服务扩展。医疗机构的服务质量应在内涵上不断深化,外延上不断拓展,不仅仅体现在"治好病",还要在预防保健、服务方式、设施环境、医疗费用等方面让患者满意,得到社会的认可。健康服务业、社会办医、医师多点执业、医药电子商务、互联网医疗等新生事物蓬勃发展,医疗相关法律法规及配套设施建设相对滞后的矛盾越来越凸显。这些变化,对医疗卫生行业,特别是医院的医疗质量安全管理提出了更高要求。

3.医院外延式发展阶段的后续效应给医疗质量安全带来的挑战

医院的规模扩大,优质资源摊薄效应导致医疗质量安全同质化水平下滑,管理机制落后和管理人才不足导致有效的质量安全管理工作难以为继,服务量的超负荷增长导致的质量安全问题愈加突出,管理理念、管理手段、管理模式、管理能力和管理水平仍滞后于发展需要。

(三)组织构架

医疗安全管理是医院管理的重要组成部分,医疗安全管理需打破碎片化管理的模式,应形成相应的组织管理体系。至少包含医疗机构决策层、医疗安全管理专职部门、临床科室管理小组三位一体的组织构架模式,决策层由医疗安全专委会统筹全局,医疗安全管理专职部门负责日常管理事务,各科医疗主任负责科室常规医疗安全防控,各个环节履行相应的职责,还需建立与之相对应的风险预警、质量控制、授权管理的平台,保障医疗安全落到实处。

二、前期风险防范措施

(一)医疗安全培训

1.培训目的

医疗安全培训的目的旨在提高医务人员临床服务能力、医患沟通技巧、医疗安全(不良)事件的处置能力,提高医疗风险防范意识,减少和避免医疗纠纷,保障医疗安全。

2.培训对象

医疗安全培训对象应包含各级医师、护士、技师、药师、实习生、进修生,以及行政工勤人员、新进职工等,教学性质的医院还应包括医学生等。

3.培训形式

根据医院的培训目标和要求,医疗安全的培训形式是多样化的,针对不同层级、不同类别的人员进行针对性的培训,包括自己组织培训或者委托给企业、管理机构代为培训。方式有理论培训(授课)、实践培训(在医院的职能部门轮岗)、卫生行政监督执法培训(参与执法调查)、参加医疗争议案件的鉴定或诉讼程序。

4.培训内容

医疗安全培训内容包括医患双方的权利与义务、患者安全目标、依法执业、医疗质量、医疗文书、医患沟通、保护患者隐私等。培训内容围绕牢固树立以患者为中心的服务理念,加强医德医风教育,注重医学人文教育和医疗服务的科学性、艺术性。

(二)医疗安全(不良)事件管理

1.定义及分类

(1)定义:临床诊疗工作中及医院运行过程中,任何可能影响患者的诊疗结果、增加患者痛苦和负担,并可能引发医疗纠纷或医疗事故,以及影响医疗工作的正常运行和医务人员人身安全的因素和事件称为医疗安全(不良)事件。

妥善处理医疗安全(不良)事件也是医疗风险防范工作的关键环节。目前医疗行业将医疗安全(不良)事件按事件的严重程度分4个等级。①Ⅰ级事件(警告事件):非预期的死亡,或是非疾病自然进展过程中造成永久性功能丧失;②Ⅱ级事件(不良后果事件):在疾病医疗过程中是因诊疗活动而非疾病本身造成的患者机体与功能损害;③Ⅲ级事件(未造成后果事件):虽然发生了错误事实,但未给患者机体与功能造成任何损害,或有轻微后果而不需任何处理可完全康复;④Ⅳ级事件(隐患事件):由于及时发现错误,但未形成损害事实。

但是在实际操作过程中,医疗安全(不良)事件报告的原则和流程就决定了医疗安全(不良)事件需要再划分到Ⅴ级。因为免责和鼓励报告原则尽可能地激发了医务人员的主动性,所以如欠费、三无人员等无任何医疗安全隐患的事件也在报告事件范围内。

(2)分类:医疗安全(不良)事件的分类没有统一明确的规定,医疗机构可结合实际情况来进行分类,从四川某大型医院的经验来看,把医疗安全(不良)事件先分等级后再进行分类,类别主要有诊疗相关、用药相关、手术相关、辅助检查相关、医患沟通相关、意外事件、体液暴露、跌倒、医疗器械相关、院感相关、费用相关、院内流程相关、备案等13类。

2.报告流程及处理

医疗安全(不良)事件的报告流程根据医院的发展程度应满足多渠道的上报方式,包括手工、邮箱、电话或电子信息系统填报等。满足一个原则,即医疗安全(不良)事件的填报方式和处理的流程是快速和通畅的。医院职能部门就医疗安全(不良)事件应尽量做到事件各个击破,且不同类型的报告由专业的职能部门介入处理,做到专事专管,提高医疗安全(不良)事件处理的效率。这样不仅能鼓励临床医务人员的报告积极性,还有利于医院管理部门对全院医疗安全(不良)事件的知晓情况。因为每个医疗机构的处理模式不同,且没有统一的规定。

3.分析

医疗安全(不良)事件是内部主动发现和报告的,该数据会明显高于医疗纠纷的数据,从医院管理的角度讲,有明显的分析意义,从医疗安全(不良)事件发生的时间、类型、具体科室等作为划分标准,做到前后对比和典型医疗安全(不良)事件 PDCA 的循环管理。

4.奖罚机制

鼓励报告医疗安全(不良)事件的态度及免责报告的原则就决定了医疗安全(不良)事件主要是奖励的管理模式。按照三级医院综合评审要求,每百张床位年报告≥20 件。现阶段难以从质上评价医疗安全(不良)事件报告的好与差,但是可以做到量上的评价,对达到标准的科室进行适当的奖励,发生医疗纠纷反查漏报的科室进行考核。

三、医疗纠纷及投诉管理

(一)医疗纠纷的现状分析

医疗纠纷可以做广义和狭义的不同理解,广义上强调纠纷双方当事人的身份,即一方是患方,一方是医疗机构,就可以称之为医疗纠纷;狭义上说更强调的是纠纷的内容,指患者因购买、使用或接受医疗服务与医疗机构发生的纠纷称之为医疗纠纷。近几年来,我国医疗纠纷的医患关系仍呈现紧张状态,尤其职业医闹的出现、媒体的不实报道,使医患之间的关系恶化。医疗纠纷的现状可归纳为数量多、类型广、索赔高、处理难。该态势短期内不会改变。

(二)医疗纠纷处理

1.医疗纠纷常规处理模式

我国目前常见医疗纠纷的处理有 4 种模式:分别为医患双方协商、人民调解委员会调解、医疗争议行政处理(医疗事故技术鉴定)和民事诉讼。

(1)医患双方协商:协商解决医疗纠纷是法律赋予医患双方在意思表示真实且完全自愿的条件下,进行沟通协商,协议内容不违背现行法律和社会公序良俗。

(2)人民调解委员会调解:人民调解委员会为医患双方搭建了沟通平台,有利于医患双方矛盾的缓冲。但由于我国的调解制度运行时间较短,尤其是医疗纠纷调解中往往涉及专业性很强的医学、法律知识,调解员队伍及素质还有待提高。

(3)医疗争议行政处理(医疗事故技术鉴定):医疗事故技术鉴定是围绕是否构成医疗事故及事故等级展开的。医疗事故技术鉴定是由各级医学会主持进行的,鉴定专家都是具有一定临床经验的专科医师,鉴定的科学性较高。同时也是判断患方能否依据《医疗事故处理条例》获得赔偿的关键。但由于医院与医学会及鉴定人员的关系特殊,且医疗事故技术鉴定是集体负责制,使患方对医疗事故技术鉴定的中立性和公正性大打折扣。我国现行医疗鉴定体制是二元化的鉴定体制,即医疗事故技术鉴定和医疗过错的司法鉴定并行。既有医学会作为官方代表进行医疗事故责任鉴定,又有司法鉴定机构进行医疗过错责任鉴定。

(4)民事诉讼:民事诉讼是医疗纠纷处理最权威的解决方式,也是医疗纠纷处理的最后一道防线。医疗纠纷启动诉讼程序后,卫生行政部门及其他机构不再受理,若已受理的,应当终止处理。由于诉讼程序性极强,医疗鉴定专业性强,这种模式成本高、周期长,易造成案件久拖不决。此外,诉讼的强对抗性及专注于法律问题而忽视灵活性,不利于医患关系的和谐。

2.重大、突发医疗纠纷事件及应急事件处置

重大、突发医疗纠纷出现苗头或已发生后,医疗机构应启动医疗纠纷处置预案,并按程序处置,防止医疗纠纷矛盾激化升级。处置程序包括医疗机构和上级卫生行政部门的联合接访;患方情绪失控与医务人员发生纠纷后,医疗机构和警方加强警医联动,并向上级主管单位报备。

在我国,暴力伤医、辱医及其他突发公共卫生应急事件时有发生,在处置该类事件中,应当做好以下几点:①端正意识,提高防范能力;②做好应急预案;③梳理隐患,妥善处置纠纷;④善安保措施;⑤合理应对新媒体;⑥依法处置伤医者。

3.涉及医疗纠纷的尸体处置

《医疗事故处理条例》明文规定患者在医疗机构内死亡的,尸体应当立即移放太平间。但部分医疗纠纷患者家属拒绝移动尸体,以此给医疗机构施压。为维护病房正常秩序,医院应立即启动院内应急预案,多部门联动,包括保卫部、医教部,必要时报警处置。若患方对患者死亡原因有异议要求尸检,医疗机构应当予以配合。

4.医疗纠纷病历的复印和封存

根据《中华人民共和国侵权责任法》《医疗事故处理条例》相关规定,患方有权复印或封存患者住院病历资料。目前行业内习惯将病历分为主观病历和客观

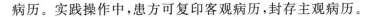

病历。实践操作中,患方可复印客观病历,封存主观病历。

5.医疗纠纷的分析、考核、整改

医疗纠纷充分反映了医院医疗服务过程中存在的问题和缺陷,以及潜在的医疗服务需求。重视投诉处理既是提高医疗服务质量、改进服务水平的一项措施,也是构建和谐医患关系的重要手段。将PDCA循环运用于医疗投诉处理中,能使投诉的接待和处理更加规范化和程序化,对医院的可持续发展具有重要意义。建立医疗投诉处理PDCA质量管理流程需注意以下几点。

(1)疏通渠道,明确目标:为保障投诉渠道的通畅,在院内公布院内各类型纠纷的投诉电话。同时,制订医疗安全管理制度,优化投诉处理流程。

(2)明确职责,执行目标:投诉接待实行"首诉负责制"。在听取投诉人意见后,核实相关信息,并如实填写《医院投诉登记表》,并经投诉人签字(或盖章)确认。对于涉及医疗质量安全、可能危及患者健康的投诉,组织相关专业专家及被投诉科室管理小组成员进行讨论。

(3)依照指标,检查落实:每起投诉处理后,须向相关科室反馈处理结果及医疗过错中待改善的地方,要求科室定期进行整改。定期以典型的医疗投诉、医疗不良医疗安全事件为重点,进行院内展示,对相应科室整改再进行督导,提高全院医务人员的防范意识。与此同时,利用临床科室晨交班时间,进行宣教。

(4)反馈处理,评价总结:各科室落实检查阶段中针对医疗安全工作制订的各类规章制度,医院定期组织科室质量大查房及机关、专家查房等方式对科室的整改情况进行监督;建立医疗投诉预警机制,该机制主要通过对医院往年的医疗投诉发生率、医疗数量、质量及效率指标进行统计分析,得出医院在各个时段不同的患者收治数量下,医院发生医疗隐患的预警指数,并划分出预警级别,针对不同的预警级别采用检查阶段制订的各种整改措施。

第六章

医院环境及卫生保护管理

第一节 环境卫生管理

一、医院环境卫生管理的作用

(一)环境卫生管理是医院管理的重要组成部分

随着人们物质生活水平的提高对公共医疗场所的室内环境设计也提出了新的要求,传统医院仅把患者当作"失灵的机器"施以手术和救治的观念已经落伍。患者就医除了考虑先进的医学装备和高超的医疗技术外,还要求环境舒适并得到心理上的关怀。医院环境卫生管理是医院管理的重要组成部分,同时又是对医院整体空间的开发利用,它还是贯穿于医院建筑的理念在微观层次的深化与延伸。医院环境卫生管理作为内在力量在与医院整体环境的水乳交融中,通过人的管理行为和活动赋予医院各项硬件设施更大的价值。

(二)环境卫生管理是创造人性化就医环境的要求

环境卫生在患者的健康恢复过程中具有重要作用,亲和、舒适的环境可以克服患者的无助感和给人以自信;整洁干净、井井有条的环境可以减少患者、亲友和医务人员的不便,愉悦身处其中的人们,使医务人员和先进的设施为患者提供更多的服务。而现代医学研究表明,患者的心理活动对病情有相当大的辅助作用,提供一个舒适温馨的环境有利于患者舒缓紧张心理,增强信心,从而促进治疗的效果。

(三)环境卫生管理是医院设施可持续发展的需要

众所周知,随着医疗技术的不断进步,以及医疗器械的层出不穷,医院建筑设施必须具有可变性,也就是可持续发展的医疗空间。但是另一方面,医疗技术的发展是持续而难以预见的,医院建筑更不可能重新建造。一所医院的设计建设,都是在当时当地的医疗需求、医疗技术、医院管理、建筑技术的具体条件下完成的,在当时是适用的。随着时间的推移,相对于日新月异的医学科学的发展来说,医院建筑的滞后是无法避免的,由于医疗科学技术的进步与原有医院建筑不相适应所产生的矛盾,使得几乎所有的医院建成之后都会进入到一个不间断的改建扩建过程。而通过环境卫生管理能够延伸医疗建筑的功能,使医院设施实现可持续发展。

二、医院环境卫生管理的要点

(一)医院环境卫生管理要有机地结合

到医院经营管理之中,医院发展离不开对环境卫生的重视,倡导环境卫生建设,建立和完善衡量环境卫生业绩的统计指标、考核机制和奖惩制度,大力推进环境卫生的结构调整,促进环境卫生高新科技的应用和落实,提升医院环境卫生管理的质量、效益和水平。必须建立一个健全而有效的适合于医院环境管理的组织体系,医院领导要统一思想,加强组织领导力度,确保医院环境卫生管理工作的深入开展。同时各部门要密切配合,医务、院务、护理各部门要密切配合,紧密联系,落实到科室,加强对全院工作人员环境卫生意识的教育,使医院环境卫生工作人人参与,最大限度提升管理效果。

(二)健全医院环境卫生工作的各项管理制度

做好医院卫生管理工作,要依据国家颁布的有关法规,结合医院内具体情况制定医院环境卫生学的各项标准,并落实到科室。组织、加强医院环境卫生知识的宣传和医院环境卫生管理规划的实施,不断提高医院环境卫生质量,为患者创造良好的就医环境,不断提高医疗、护理、康复质量。医院有关部门要认真制定防止有害物质对医院环境污染的各项措施,减少医院感染的发生,从而保证患者、工作人员及社会人群的健康。要对全院工作人员卫生防护及环境进行定期的监测,制定措施,并详细登记。应该做到规章制度上墙、职责条款人人熟记、定期组织学习考核。同时,建立环境卫生保护反馈机制,应用局域网等信息化手段,形成快速反应机制,加强环境卫生保护效率。

(三)掌握好医院环境卫生工作的规律和特点

应该认识到,医院的服务对象主要是患者,所有管理行为都要致力于构建

"以人为本、以患者为中心"的医疗环境。为了保持医院内环境卫生,重点部位一定要由专人负责,每天定时清扫,定期对医院环境中易受病原微生物污染的地段进行消毒处理。对于室内环境来说,要保持室内环境的清洁,建立医院的微小气候,良好的微小气候可使人体中枢神经系统处于正常状态,以提高机体各系统的生理功能,增强机体抵抗力,防止医院感染的发生和流行。定期对病房、门诊、治疗室、换药室、处置室等空气、环境、器械物品等进行致病微生物检测,并对消毒后效果进行检查。工作人员都必须有工作前后洗手的良好卫生习惯。

(四)加强环境卫生监测

加强对医院重点科室及重点部门的室内空气、物体表面、使用中消毒液、无菌器械保存液、无菌物品、灭菌器、透析液及透析用水、紫外线灯照射强度等的监测。加大对消毒药物器械的管理及审核力度,定期监测检查。提高医务人员对消毒剂的认识,准确配制,使用前或配制后用试纸法检测浓度,并严格规定使用期限,做到现配现用、按时更换。由于化学消毒剂多不稳定,对皮肤黏膜有刺激性,浸泡后器械需用无菌蒸馏水冲洗,使用过程中要求对其浓度进行检测。鉴于化学消毒剂对环境可造成污染、费用高等原因,建议尽量减少使用,可以改用效果最可靠的热力灭菌法。制定医院手卫生制度,取消固体肥皂,改为液体肥皂,在医院感染重点部门推广使用快速手消毒剂,加大手卫生培训力度,提高医务人员操作前后洗手和手消毒的依从性。

第二节　绿化美化管理

一、医院绿化美化原则

(一)合理布局、系统结合

医院的绿化规划要纳入医院总平面布局中,做到全面规划、合理布局,形成点、线、面相结合,自成系统的绿化布局,使其充分发挥绿地的卫生防护和美化环境的作用。所谓"点"主要是门诊大楼前绿化;"线"则是医院内道路;"面"即医院中治疗区和生活区。三者有机地结合,才能更好地起到绿化、美化和净化的作用。

(二)把握特点进行布局

根据各个医院的特点进行布局。医院绿化应根据各院的规模、所处的环境、布置风格来进行合理布局,一般医院的建筑密度都较大,绿化用地有限。因此可想方设法地发展垂直绿化、多布置藤本植物,立体地扩大覆盖率,并丰富绿化层次和景观。

(三)设置必须与建筑相协调

在医院中设置景观、景点时,必须要考虑到医院的建筑规模及建筑特征,使所设置的景观能同医院建筑融为一体,起到点缀、陪衬作用,如设置花坛、喷泉及体现本院特点的雕塑等,都必须认真考虑与医院建筑的协调统一。

二、医院绿化美化规划管理

医院绿化需要系统规划,合理配置才能真正达到效果。在一些医院的外环境场地设计中对于绿化美化规划做得不细致,对树种的选择和具体位置很少做仔细的斟酌,使得绿化规划在外环境景观布置中起的重要作用微乎其微。

绿化规划在整体环境中起着举足轻重的作用。在配置植物时,要对医院整体外环境进行综合分析,绿化的季节变化、结构层次、花草配置、植物习性特点等都要做充分的考虑。一般植被主要分为乔木、灌木、草等几类,乔木形体高大,有较明显的主干,分支点较高,枝叶茂密。在设置时不要将乔木随意栽植,要远离建筑物,使室内光照充足,视线通透,不影响患者的视野,反之就有可能造成患者心理压抑,并且使外环境的整体绿化不和谐。

设置时可以作为单一的景观树,也可成排成列作为行道树,整齐而有韵律。给人以一种气势宏大、壮美的感觉。灌木比较矮小丛生,无明显的主干,分支点较低,枝叶繁茂,适合小空间的绿化配置,在建筑群间或建筑物的前庭小空间可以与其他花草树木搭配栽植,例如,小灌木与色彩斑斓的花卉搭配栽植,使空间比例适度、尺度宜人、整齐有序,既丰富空间又美化了环境。在道路两边做矮墙或绿篱组织限定各种流线,引导人流行进,而不会阻碍人的视觉通透。园区内可设置一些高度适宜、连续栽植的小灌木丛作为树墙分割空间、划分区域,在空间上起到一定的围合作用,动静分离,增加了私密性,柔化了实体墙围合的封闭感、僵硬感。身在其中,视线通透、心情舒畅,缓解了患者烦躁的心理,对患者的身体康复带来一定的帮助。

医院外环境中的绿化布置主要分为自然式、规则式和混合式三大类。

(一)自然式

强调从植物配置到绿化空间组织、地形的处理都以自然的手法来组织,形成一种连续的自然景观组合。植物配置,一方面讲究树木花卉的四季生态,讲究植物的自然形象与建筑、山水的配合关系;另一方面则追求大的空间内容与色彩变化,强调地块的景观效果。布局手法,注重植物层次、地形和色彩的运用,形成变化较多的景观轮廓与层次,表现不同的个性,整体景观表现"柔"性。

(二)规则式

注重装饰性的景观效果,注重连续性,对景观的组织强调动态和秩序的变化,植物配置成规则的布局方式,常绿植物、乔木、灌木与花卉的交替作用,形成段落式、层次式、色彩式的组合,气氛显得典雅宏大。植物的高低层次组合,使规则的绿化景观效果对比鲜明,色彩的搭配更为醒目,追求整体的呼应关系,景观表现出"刚"性的秩序感。这种绿化环境给人以井然有序、整洁、明晰的感觉。

(三)混合式

注重绿化景观点的秩序组成,在点的变化中寻求多样的统一,在变化中把各种构成要素充分展现出来,在绿化的平面布局和空间层次上不强调景观的连续性,而更注重个性的变化。

绿化设计中植被的选择,植物的生长是一个动态的过程,为了使绿化环境四季常青,应将常绿树与落叶树、生长期长的树和生长期短的树配合设置,以使外环境的绿化效果有连续性。同时要考虑植物的生长特点和以后的发展状况,例如,在建筑的南面和西面可以种植一些落叶阔叶树,在冬季树叶落了,不影响室内的采光和视线,在夏季枝叶繁茂可以遮阳,减少阳光辐射。另外,对于需要封闭、隔离的用房(如实验动物用房,太平间等),除了距离上给予保证外,也常以茂密的树木加以遮挡。在医院建筑外环境设计中特别要注意的是有一些特殊的树种和花卉的选择,尽量不要选择对患者的呼吸产生变态反应的花卉和树种,以免对患者的康复产生不利影响,例如,每年春季随风飘舞的法国梧桐的花絮,对哮喘患者的影响较大。

第三节　污水污物管理

一、医院污水管理

做好医院污水管理,首先一定要认识到医院污水处理对于一个医院的重要性,更需要对医院污水有一个深刻的了解。

(一)医院污水的性质

医院污水中含有大量的病原细菌、病毒和化学药剂,具有空间污染、急性传染和潜伏性传染的特征。如果含有病原微生物的医院污水,不经过消毒处理排放进入城市下水管道或环境,往往会造成水的污染,引发各种疾病及传染病,严重危害人们的身体健康。"SARS"的暴发流行曾暴露出我国现行医院污水处理方面的诸多问题,是对现有医院污水处理的技术水平及其设施的一种严重考验,同时也对医院污水的无害化处理技术及设施提出了更高的、更迫切的要求。

(二)医院污水处理的原则

1.全过程控制原则

对医院污水产生、处理、排放的全过程进行控制。

2.减量化原则

严格医院内部卫生安全管理体系,在污水和污染物发生源处进行严格控制和分离,医院内生活污水与病区污水分别收集,即源头控制、清污分流。严禁将医院的污水和污物随意弃置排入下水道。

3.就地处理原则

为防止医院污水输送过程中的污染与危害,在医院必须就地处理。

4.分类指导原则

根据医院规模、污水排放去向和地区差异对医院污水处理进行分类指导。

5.达标与风险控制相结合原则

全面考虑传染病医院污水达标排放的基本要求,同时加强风险控制意识,从工艺技术、工程建设和监督管理等方面提高应对突发事件的能力。

6.生态安全原则

有效去除污水中有毒有害物质,减少处理过程中消毒副产物的产生和控制出水中过高余氯,保护生态环境安全。

(三)医院污水处理标准

我国医院污水现执行《污水综合排放标准(GB8978-1996)》,根据这一标准我国现有医院的污水处理设施建设普遍遵循原有的《医院污水处理设计规范》,根据排入水体的不同基本沿用以下两种方式:①在有城市下水道的区域范围内,投加液氯次氯酸钠、臭氧等进行消毒后直接排入市政下水道;②经过适当的生化处理和消毒符合排放标准后排入自然水体。现行标准将医院污水按其受纳水体不同的使用功能等规定了相应的粪大肠埃希菌群数和余氯标准,但是对 COD、SS 等理化指标无特别要求,只需达到要求相对较低的其他排污单位标准即可。

现有医院污水处理工艺存在的主要问题是:①悬浮物浓度高影响消毒效果;②水质波动大,消毒剂投加量难以控制;③消毒副产物产生量大,影响生态环境安全;④余氯标准无上限,过多余氯危害生态安全。

(四)医院污水管理对策

首先,医用废弃物的收集、分类和消毒较难严格执行,医院从功能上虽然分为传染病医院和非传染病医院,但传染病的初期诊断大都是在普通医院进行的。据统计,传染病医院收容的患者中 70% 以上是经综合医院确诊后转来的,并且大多数综合医院设有肠道、肝炎门诊及传染病房,其污水中致病菌、病毒的危害性远大于生活污水。所以,必须严格对医院污水进行单独处理。

其次,我国的城市排水系统普及率和城市污水集中处理率低,直接或间接排入人们生活环境的医院污水比例高,且大部分污水处理厂没有对污泥进行厌氧消化处理,存在巨大的污染环境的风险。

另外,现有的医院污水处理设计规范,将传染病医院(包括带传染病房的综合医院)污水处理与一般普通医院同等对待,没有进行特别的区分,并且提出的控制要求不高,特别是对于出水排入城市下水道的传染病医院(包括带传染病房的综合医院),风险控制意识不强,单纯消毒对传染病医院污水的生物学指标的达标保障率较低。

因此,应该按照以下原则考虑医院污水的处理问题:①根据医院性质和污水排放去向,对医院污水的处理进行分类指导;②强化对传染病医院(包括带传染病房的综合医院)的含病原体污水污物的控制;③在保证对含传染病病原体污水消毒效果的同时,兼顾生态环境安全,加强污水中悬浮物、有机物和氨氮的去除效果,减少消毒剂的过量投加;④防止医院污水处理过程中病原体在不同介质中转移,避免造成二次污染。在处理污水的同时应对其产生的废气、污泥进行控制和做无害化处理。

二、医院污物管理

由于在普通污物处理上,医院与市政并无多大区别,故在以下内容描述的对象主要为医疗污物。

据国务院令(380)号指出:医疗废物是指医疗卫生机构在医疗、预防、保健及其他相关活动中产生的具有直接或者间接的感染性、毒性及其他危害性的废物。

卫健委、国家生态环境部,将医疗废物分为感染性、病理性、损伤性、药物性和化学性废物五类。医护工作中不可回收的医疗垃圾包括污染的纱布、敷料、绷带、棉签、体液和血液污染的一次性器具、各种标本等,这类废物要直接装入黄色垃圾袋中,在装满 3/4 时用扎口绳扎封后登记及时清运处理。回收性医疗垃圾主要指未被体液污染的一次性注射器、输液管等,这类废物经毁形消毒处置后,由当地卫生防疫部门指定工厂回收消纳。医护工作中涉及的各种用具的包装等不属于医疗废物,如软袋液体和输液器等的塑料外包装及药品的包装盒/袋、药品说明书等。

医院感染已成为一个重要的公共卫生问题,是当代临床医学、预防医学和医院管理学的一大重要课题。由于医院污物的特殊性决定了医院污物管理必然成为医疗质量管理的重要组成部分,如能妥善处理,不但改善医院卫生和防止病原微生物的传播,而且降低医院感染的发生和产生的社会公害,减少医疗纠纷隐患,降低医院内感染发病例数,确保广大人民群众的健康。

(一)医院污物的分类

医院污物成分比较复杂,大致可分为无机垃圾和有机垃圾两大类。

无机垃圾是指医院在基建、供暖和生活活动等过程中所产生的垃圾,如碎砖瓦、建筑残渣、燃料灰烬、街道尘土及医疗、生活废物等。

有机垃圾按产生污物区域的不同可分为医务垃圾:手术、治疗、实验、化验、制药等一切医务活动所产生的垃圾;病房垃圾:护理及患者生活所产生的垃圾;厨房垃圾:肉类、蔬菜等的下脚料、剩饭菜等;生活区垃圾:瓜果皮核、包装纸、塑料及植物的枝、叶、茎等。废弃物的种类大体可分为:纸张类、玻璃类、塑料橡胶类、纤维类、生活垃圾、动物尸体、病理组织及其他。

(二)医院污物的处理原则

(1)医院污物处理的最根本原则就是防止医院污物污染医院环境,防止造成交叉感染,防止污物处理不当引起社会公害。

(2)医院污物应分类收集,分别处理,对可以回收利用的应消毒后再回收。

(3)加强医院污物处理的管理工作,各级人员都要重视废弃物无害化处理。

(4)由于医院规模大小和专业分工的不同,各单位所产生的垃圾的性质和数量差别较大,对污物处理时应区别对待。①各种传染病医院,由于其垃圾受各种微生物的污染严重,一切有机垃圾均需焚烧处理;②妇产医院垃圾湿度大,产前产后用品及病理组织较多,也应及时焚烧处理;③大型综合性医院,除医务垃圾、生活垃圾和厨房垃圾较多外,难燃且湿度大的实验动物尸体、病理标本、病理组织也较多,必须用焚烧炉及时进行焚烧处理,以免病原微生物污染环境,以及医院污物产生恶臭影响医院环境;④小型医院及诊疗所(防治所),由于床位少和无住院条件,一般垃圾量较少,垃圾成分多以敷料垃圾和生活垃圾为主,可以采取收集后集中处理;⑤兽医院、动物养殖和检疫部门,其垃圾主要为动物尸体,对这些垃圾应及时焚烧处理;⑥在对医院污物处理设备选型时,要选择环保部门认定的产品;⑦在选择医院污物处理设备的操作人员时,要选择责任心强、具有一定文化的人员,并在上岗前进行严格培训。

(三)医院污物的收集办法

对医院污物分类,是有效处理医院污物的前提。医用垃圾、生活垃圾均分别存放、专人不同时间段收集运送,医用垃圾全部送焚烧炉焚烧,生活垃圾送室外垃圾站。并由焚烧工人与废物产生单位共同填写危险废物转移五联单。每月焚烧工将五联单与焚烧记录上交医院感染监控室。要建立严格的污物分类收集制度对所有废弃物都必须放入相应颜色的污物袋中。生活垃圾使用黑袋,医用垃圾使用黄袋,放射性垃圾使用红袋,根据产生数量选择污物袋规格。将袋固定于带盖污物车架上,由保洁员每天按时清运,污物满 3/4 袋时,及时封袋运送,确保运送途中不泄露。

收集垃圾的容器必须结构严密坚固、防蝇、防止液体渗漏,而且轻便、内壁光滑、便于搬运。

一般要求在病房设纸篓或垃圾袋,同时要求进行分类收集,一袋收集剩余食物、果皮果核、废纸等易燃性垃圾;一袋收集饮料、罐头瓶等不易燃性废物,垃圾袋应以颜色或标志加以区别。

此外,治疗室、换药室等应设置污物桶,并套以塑料袋。医院还应设垃圾箱、果壳箱,应设专人负责垃圾收集、清除、处理。

(四)做好医院污物管理的要点

1.健全组织和制度

(1)根据《中华人民共和国固体废物污染环境的防治法》有关要求,依据《传染病防治法》《消毒管理办法》及卫健委下发的《医院消毒技术规范》《医院感染管理规范》等有关文件精神,每个医院都应成立"控制院内感染委员会""院内感染监控小组",设立控制院内感染专科(院内感染控制办公室),设定专职人员负责污物管理。

（2）建立制度：随着医疗市场的激烈竞争和医疗改革的发展，医院污物管理是当今医院质量管理的一部分。感染控制办公室应根据有关文件精神和上级的有关规定，针对医院现有条件和环境，紧密结合医院工作实际，完善污物管理措施，制定"院内感染控制方案""院内感染控制具体措施""消毒管理制度""清洁消毒制度""一次性医疗用品用后管理制度""标准预防措施""医院废物管理规定"等，同时应经常组织督促检查各科各项规章制度落实情况，发现问题，及时当面指出，必要时向主管院长汇报，在院周会上反馈给科主任、护士长，同时提出建议及改进措施。

2.加强院内感染知识宣传教育

制定医院各级各类人员预防、控制医院感染知识技能的培训和考核计划，定期组织学习，采用随机提问和理论测试，使大家认识到医院污物管理是预防和控制医院感染发生的关系，同时认识到自我防范的重要性。

（1）做好医护人员培训：一线医疗、护理、医技人员的主动参与是做好医疗废物管理的关键。我们采取讲座、讲课等不同形式，对相关人员进行相关知识的培训，使大家明确自己在医疗废物管理中的责任、义务和权力。明确自己应该怎样做，把对医疗废物的规范化管理变成自觉行动。

（2）做好保洁人员培训：根据大多数物业公司现状，保洁员大部分文化水平不高、人员更换频繁、不懂得医院感染知识、缺乏对医疗废物危害性的认识。日常工作中各类垃圾混放、垃圾袋密封不严、垃圾桶不及时保洁等问题常有发生。为保证制度的落实，应与物业公司的管理人员配合，定期组织保洁人员学习相关的法律法规，提高他们的环保及自我保护意识，教育并严格规定不得私捡垃圾，讲明危害和制定惩罚条例，要求熟练掌握医疗废物收集、封扎、运送和处置流程，按规定履行职责，公司管理人员加强流动监察和评比，使医疗废物的管理工作做到规定明确，监督到位。

（3）做好患者与陪护人员教育：在对新入院患者及陪护人员的宣传教育中重点强化对医疗废物管理的内容，要详细介绍医院对垃圾分类的要求，本病区医疗废物放置点，医疗废物容器的颜色标识等。教他们正确分放生活垃圾、医疗废物的方法，通过宣传教育提高他们对医疗废物危害性的认识，主动配合医护人员做好对医疗废物的管理。

3.加强环节控制和监督

要做到每月对全院各部门，尤其口腔科、重症监护室、感染病房、母婴同室、手术室、产房、检验科、血库等重点部门污物处理的运行情况进行认真检查，以防止污染物扩散,避免交叉污染,并与目标管理考核相挂钩。重点检查消毒隔离执行情况,如查看医用垃圾桶内有无未毁型的一次性用品、感染性垃圾是否就地存放消毒、生活垃圾内有无医用垃圾、对污物处理的消毒液浓度是否达标等;另外,在污物运送时间段内,应不定期对污物运送路线,即是否走污物电梯、是否泄漏、是否封袋等进行专项检查,通过持续性的检查,不断规范各级人员的行为,明确责任人。

4.污物无害化处理

医疗污物对于环境危害极大,如医疗垃圾大多含有感染性废弃物、病理性废弃物、锋利物、药物性废弃物、遗传性废弃物、化学性废弃物、放射性废弃物等组成。医疗污物包括可燃性污物和不可燃性污物两大类。由于医疗污物组成不同,成分复杂,为便于区分和操作,要根据医疗污物性质不同分别对待。

病理性废物,血液、体液污染的废物及锐器废物,直接送入再燃式焚烧炉内焚烧;实验废物则先由检验科采用压力蒸气灭菌,再送入焚烧炉内焚烧;用过的一次性使用医疗用品,先用含有效氯 500 mg/L 的消毒液浸泡,再以压力蒸气灭菌毁形后,由环卫部门定点回收。

污染区的生活废弃污物处理,固体废物装于塑料污物袋内,由各科室卫生员向袋内废物上喷洒 10 mL 浓度为 16% 的过氧乙酸原液,扎紧袋口,待过氧乙酸自然挥发熏蒸消毒后,再由医院垃圾站进行分类处理。可燃性废物进行焚烧,体积较大的药物包装箱(盒)和非可燃性废物,用 0.5%~1.0% 的过氧乙酸溶液喷洒处理,或倒入桶内用 1.5% 熟石灰碱化消毒。液体废物(患者排泄物、呕吐物、引流液)加 2 倍量 10%~20% 漂白粉乳液(对较稠液体废物)或 1:5 量漂白粉干粉(对较稀液体废物),充分搅匀,加盖后作用 2~3 小时由下水道流送医院污水处理站,再作第二次消毒处理。

第七章

医院医疗废物管理

第一节　医疗废物的危害

在医疗卫生机构的医疗、预防、保健及其他相关活动中可以产生大量的废物,其中85%的废物属于对人类、环境无危害的非危害性废物,非危害性废物可以视为生活废物而按照生活废物的处置方法进行处置。只有15%对人类及环境直接造成危害即为危害性废物。危害性废物则称之为医疗废物,这类废物能对人类和环境造成很大影响。

一、医疗废物的危害性

医疗废物的危害性体现在以下几个方面。

(1)可以造成疾病的传播,此类医疗废物携带病原微生物具有引起感染性疾病传播的危险即感染性废物。

(2)可以造成人体损伤,同时可能导致感染性疾病传播的危险金属类废物及玻璃类废物。

(3)可以造成人体毒性伤害的毒性药物废物、化学性废物、重金属废物。

(4)涉及伦理道德问题及国家相关政策的人体组织类废物。

(5)可以造成人体放射性危害的放射性废物。

(6)由于医疗废物处置不当造成的环境污染,对人类和环境造成极大的危害。

二、各类医疗废物的主要危害

(一)感染性废物以传播感染性疾病为主

被患者血液、体液、具有传染性的排泄物污染了的废弃的器具和用品具有高度引发感染性疾病传播危险。但接触废物不一定都会使人和动物受到传染,废物所含的病原体可以通过下列途径传染给人体:皮肤的裂口或切口吸收(注射),黏膜吸收及罕见情况下由于吸入或摄取吸收。棉纤维类废物多为天然纤维类的一次性医疗用品,主要存在生物危害。

(二)金属性和玻璃性废物以损伤性锐器为主

锐器不仅造成伤口或刺孔,而且会由已被污染锐器的媒介感染伤口。由于这种伤害和传播疾病的双重风险,锐器被列为危险废物。关注的主要疾病是可能通过媒介的皮下导入传播的传染病,如经血液传播的病毒感染。注射针头特别受到关注。这类锐器离开医院后,如不进行有效管理,也极有可能对废物处理处置人员和普通民众造成身体伤害,并进而引发相关疾病的发生。

(三)药物性废物涵盖多种多样的活性成分和各种制剂

根据其危害程度不同分为几类管理。

(1)一般性药物:对环境无明显危害,但要防止被不法再用,因此成批的过期药品应集中收回统一处理。

(2)细胞毒性药物:是一类可有效杀伤免疫细胞并抑制其增殖的药物,可用于抗恶性肿瘤,也用作免疫抑制剂。能作用于 DNA(遗传物质),导致 DNA 损伤,包括致癌,诱变或致畸物质及某些抑制细胞增长的药物。因其有能力杀死或停止某些活细胞生长而用于癌症化学治疗(简称化疗),并且也更广泛地应用于器官移植的免疫抑制剂和各种免疫性疾病。细胞毒性废物的主要危害是在药物的准备过程中和处理废弃药物的搬运和处置过程中对处置人员造成严重危害。造成危害的主要途径是吸入灰尘或烟雾,皮肤吸收和摄入毒害细胞(抗肿瘤)药物、化学品或废物偶然接触的食品,或接触化疗患者的分泌物和排泄物。细胞毒性药物主要用于一些特殊部门如肿瘤科和放疗单位,不过在医院其他部门和医院外的使用正在增加。此类毒性废物产生可以有几个来源,包括以下内容:在药物管理和药物制备的过程中污染的材料,如注射器、针头、仪表、药瓶、包装;过期的、剩余的、从病房返回的药品;其中可能包含潜在或有害的被管理的抑制细胞生长的药物或代谢物的患者的尿液、粪便、呕吐物,这种毒性可以持续到用药后至少 48 小时,有时可以长达 1 周。

(3)疫苗和血液制品:均是无菌的,因此对环境无危害,主要防止使用该类过期产品的不法再用,因此对于过期的疫苗和血液制品要严格管理,以防流入社会,造成不良后果。

(4)用于卫生保健机构的许多化学品和药品是危险化学品(比如有毒、腐蚀性、易燃、活性的、对震动敏感的、毒害细胞或毒害基因的化学品)。在使用后或不再使用时(过期)即成为医疗废物。

毒性、腐蚀性和易燃易爆性的化学特点,决定着化学性医疗废物相比其他类别医疗废物更具危害性。显定影液属感光材料废物,含银、硼砂、酚化合物、苯化合物等,具有致畸、致癌、致突变危害。硫酸、盐酸等强酸溶液腐蚀性强,对上呼吸道有强烈刺激作用。甲醛易气化、易燃,蒸气能刺激呼吸系统,液体与皮肤接触能使皮肤硬化甚至局部组织坏死。二甲苯对中枢和自主神经具有麻醉作用并对黏膜有刺激作用。过氧乙酸易燃易爆、腐蚀性强,并有刺激性气味,直接排入下水管道,可腐蚀管道。戊二醛对皮肤、黏膜与呼吸道有刺激性,稳定性强不易降解,排入水体可造成污染。由于操作不当、处置不严,容易造成医务人员职业损害,威胁健康;以液态存在,容易被忽视或故意地未经安全处置直接排入城市污水管网,腐蚀管道,增加二次处理污水难度,排入江河湖泊,对人体健康和生态环境造成直接或间接危害,感光材料废物的直接排放还可造成贵金属资源的流失。它们的毒性可能通过短期或长期暴露,以及包括灼伤在内的损伤产生作用。通过皮肤或黏膜吸收化学品和药品及因吸入或摄入而导致中毒。可能因易燃、腐蚀性或活性化学品与皮肤、眼睛或肺黏膜接触(如甲醛和其他易挥发化学品)而造成伤害。最常见的损伤是灼伤。

消毒剂构成一组特别重要的危险化学品,因为它们用量大而且往往有腐蚀性。另外,活性化学品可能形成毒性巨大的次级化合物。排入污水系统的化学残留物可能毒化生物污水处理设备的运作或接受水域自然生态体系。药品残余物可能具有同样的作用,因为它们包括抗生素及其他药物、汞等重金属、苯酚和衍生物及其他消毒剂及防腐剂。

(5)病理性废弃物:主要涉及伦理道德观念和国家的相关政策的问题,废弃的人体组织、器官、肢体及胎盘应严格管理,妥善处理。要明确人体医疗废物的界定。人体医疗废物是指由于医疗活动而脱离人体的无生命价值或者生理活性的器官、组织及人体赘生物。人体医疗废物包括3部分,一是由于医疗活动而脱离人体的无生命价值或者生理活性的器官,胎盘即是;二是由于医疗活动而脱离人体的无生命价值或者生理活性的组织,如体液、血液等;三是由于医疗活动而脱离人体的无生命价值或者生理活性的赘生物,如肿块、肉瘤、结石、葡萄胎等。

按照《医疗废物管理条例》,第2条规定,"本条例所称医疗废物,是指医疗卫生机构在医疗、预防、保健及其他相关活动中产生的具有直接或者间接感染性、毒性及其他危害性的废物。"因此不管是胎死腹中还是出生后病亡的死婴都不属于"医疗废物"。卫健委规定医疗机构必须将胎儿遗体、婴儿遗体纳入遗体管理，依照《殡葬管理条例》的规定，进行妥善处置。严禁将胎儿遗体、婴儿遗体按医疗废物实施处置。

(6)汞金属遗撒或丢弃后，造成对土壤和水源的污染，以及汞蒸汽对大气的污染，都给人体健康带来严重的危害。体温计打破汞流出蒸发后形成的蒸汽有很大的毒性，吸入到人体内可造成汞中毒，出现头痛、头晕、肌肉震颤等症状，也可致人体肾功能损害，尿中出现蛋白、管型等。

(7)放射性废物具备独特性，因为它们造成伤害的途径既包括外部辐射（接近或搬运），也包括摄入体内。伤害的程度取决于存在或摄入放射性物质的量及类型。放射性废物的射线量比较低，不会造成严重的伤害，但是接触所有程度的辐射都会带来某种程度的致癌风险。放射性废物的常见组分、收集、处置及管理参照卫生部《GBZ133-2009 医用放射性废物的卫生防护管理》执行。

处置和管理不当造成的伤害：①塑料类废物除了具有生物危害外，还具有化学性危害。塑料性废弃物主要来源于一次性医疗器械和用品。虽然塑料的主体——高分子聚合物通常安全无毒，但几乎所有的塑料制品都添加了一定成分的添加剂，使得塑料制品的可塑性和强度得到改善，从而满足塑料制品的各种使用性能。也导致了其水解和光解速率都非常缓慢，属于难降解有机污染物，在大气、降尘、生物、食品、水体和土壤等的污染及河流底泥、城市污泥等介质中残留，并可以在焚烧过程中产生大量的持久性有机污染物（POPs）。其中有 4 种 POPs，它们分别是多氯二苯并对二英（PCDD）、多氯二苯并呋喃（PCDF）、六氯代苯（HCB）和多氯联苯（PCB）。POP 具有以下特性：环境持久性。在大气、水、土壤中半衰期较长，不易分解。高脂溶性。生物浓缩系数（BCF）或生物积累系数（BAF）＞5 000，或 log Kow 值＞5。经环境媒介进入生物体，并经食物链生物放大作用达到中毒浓度。能在食物链中富集或蓄积，对较高营养级生物造成毒害。远距离迁移性。因半挥发性，可以蒸气形式或者吸附在大气颗粒物上，通过大气运动远距离迁移到地球各地，空气中半衰期＞2 天，或蒸气压＜1.0 kPa。因持久性，可通过河流、海洋水体或迁徙动物进行远距离环境迁移。这一特性使 POPs 传播在全球的每一个角落，高山和极地区都可监测到它们的存在。潜在毒性。对人体和生态系统具有长期潜在毒性危害。能导致动物癌症，破坏神经系统和生殖系统，损坏免疫系统及肝脏，对环境和人类健康构成极大威胁。②多头管理导致管理链条断环。医院自行焚烧释放二噁英;私自卖出包括针头、输液管在内的大量医疗废弃物;用医疗垃圾制造生活用品等现象屡见不鲜。

第二节 医疗废物的管理

为规范医疗卫生机构对医疗废物的管理,有效预防和控制医疗废物对人体健康和环境产生的危害,2003年国务院颁布了《医疗废物管理条例》及一系列的配套文件。《医疗废物管理条例》从法规的高度确定了中国医疗废物分类管理的原则和集中处置方向,首次以法规的形式对医疗废物进行了界定,明确规定了医疗机构和医疗废物集中处置单位应当建立、建全医疗废物管理责任制,其法定代表人为第一责任人。使我国医疗废物管理有了法律保障,推动了我国医疗废物管理的规范化进程。

国内外的实践经验表明,医疗废物管理是一项复杂的系统工程,应通盘考虑环境、社会、经济和技术等多种因素的影响,力争社会效益和经济效益的综合平衡;立法部门和卫生保健、环保、环卫等执法部门及社会监督部门要在明确划分责、权、利的基础上密切配合,发挥整体合力;对医疗废物的产生、收集、储存、运输、处理处置的实施全过程跟踪管理。

一、医疗废物管理原则

根据医疗废物本身的特殊性及借鉴国内外的实践经验,对医疗废物的收集、储存、运输和处置要遵循的原则:遵循全过程管理、源头分类收集、密闭运输和集中处置的原则,以达到医疗废物处理无害化、减量化和资源化的目的。

(一)基本原则

(1)建立有效的医疗废物管理系统,在分类、收集、包装、转运、暂存和处置的整个过程中加强监管。

(2)加强一次性使用医疗器械和用品使用的管理,在保证医疗安全的前提下尽量使用可重复使用的医疗器械和用品。并在医疗废物分类、运送和存储过程中尽量减少包装产生的废物,在安全的前提下尽可能重复使用可利用的包装物,减少塑料包装物。

(3)选择使用无害化处置方法。

(4)在考虑公共卫生前提下,最大限度地提倡资源回收、再使用、再循环。

(5)密切关注科学知识和认知方面的技术进步和变化,采用已经试验成功的新技术、新措施,做好示范工作,替代已过时的不合理技术。

(二)采用最佳可行技术(BAT)和最佳环境实践(BEP)处理医疗废物、减少POPs排放

为预防和减少 POPs 的危害并最终将这类有毒化合物降低到环境和人类可接受的安全水平,2001 年 5 月 22 日,世界各国政府参加的国际公约大会在瑞典召开,会后签署了《关于持久性有机污染物的斯德哥尔摩公约》。公约的核心内容之一是立即着手减少并最终消除首批 12 种有毒的持久性有机污染物,其中包括人类无意生产的 2 种持久性有机污染物:多氯二苯并对二英(PCDD)和多氯二苯并呋喃(PCDF),公约附件 C 第二部分来源类别指出"PCDD、PCDF、六氯代苯(HCB)、多氯联苯(PCB)这 4 类物质同为在涉及有机物质和氯的热处理过程中无意形成和排放的化学品,均系燃烧或化学反应不完全所致。"医疗废物焚烧是重要排放源之一。采用最佳可行技术(BAT)和最佳环境实践(BEP)处理医疗废物,减少 POPs 排放,是缔约方履行公约的重要工作之一。减少医疗废物对人类健康及环境带来的危害应从以下几个方面着手。

1.无害化

能进行产生地处置的医疗废物实行就地处置的原则,减少因转运带来的运输环节污染;所有的处置技术坚持最少污染物排放原则;必须科学地处置所有废物,认识到每种处置技术都有其不稳定性和局限性,终端监测和在线监测是必不可少的;经处置后的医疗废物对环境的综合影响应是最少的,在适当的范围内,如果处置成本的增加能明显减少 POPs 的排放,应充分考虑采用该类技术的可能性。另外要开发可降解的高分子材料产品,如聚乳酸、聚乙烯醇类高分子材料,同时不断开发能达到无害化处置各种医疗废物的方法。

2.减量化

应该做到源头减量,即减少一次性医疗器械和用品的生产、采购和使用;减少包装用品的使用量;有些高端一次性医疗器械可重复使用;严格界定医疗废物与生活废物,杜绝生活废物进入医疗废物。减少化学性有害物质的使用。

(1)合理使用一次性医疗卫生用品:要做到合理使用,首先应当选择合理、适度的医疗方案,其次是要认真评估一次性医疗用品在医疗方案中作用和意义,做到必须用才用,可用可不用的坚决不用,鼓励医院建立一次性医疗用品控制指标。

(2)改变过分依赖一次性医疗卫生用品的倾向：一次性医疗卫生用品的出现和应用固然是医疗技术进步的一个体现，也曾经为控制医院感染发挥的一定作用。但随着一次性医疗卫生用品在医院的大量使用，监控手段的滞后，事实上其控制医院感染作用大幅降低，同时医务人员中存在过分依赖一次性医疗卫生用品的倾向，使医院一次性医疗卫生用品的使用量日益剧增，甚至在有些医院成为医疗辅材的主要内容。因此，增强医务人员的环保意识对减少一次性医疗卫生用品的使用有重大意义。

(3)医疗卫生机构积极推行从源头减少化学品使用调查结果显示，部分医疗卫生机构医学影像科使用数字放射成像技术替代传统模拟 X 线机成像，减少放射性胶片使用，还能进一步提高成像质量；口腔科使用压力蒸汽灭菌消毒替代化学灭菌剂浸泡，消毒灭菌效果好，更经济高效；内镜器械消毒使用现制备现使用的流动酸性氧化电位水，相比戊二醛消毒液作用更快速，容易冲洗且无刺激性气味等优势；病理科硬脂酸和组织脱蜡透明液替代二甲苯用于组织标本透明、脱蜡，更简便、经济，避免二甲苯对人体的危害及对环境的污染。

(4)加强医院消毒供应中心功能和作用建设：医疗机构应加强消毒供应中心的建设，为其开展的医疗活动提供合格的消毒灭菌用品，是提升医院感染控制工作水平的主要技术保障，因此加强医院消毒供应中心的作用建设对控制医院感染发生，减少一次性医疗卫生用品的使用量有重大的作用。

(5)慎行侵入性诊疗行为以减少感染性废物生产：医院医疗活动中应尽力选择不侵入性的新技术新方法，在减少患者痛苦的同时，也减少了感染性废物的生产。

3.资源化

(1)充分利用医疗废物的资源，将无污染的有利用价值的废物，进行适当的处理后回收利用节约资源。

(2)高端一次性医疗器械再重复使用。国内外对于"医疗用品"的含义已经很清楚。而对于一次性的含义国外有不同的解释，一般认为"一次性"是指产品一次性使用后即报废不再重复使用。比较特殊的观点认为"一次性"是指在医疗机构只能一次性使用，如果由工厂回收进行必要的处理后可以再重复使用而不违背一次性的原则。我国采取请国务院就《医疗器械监督管理条例》相关条款作出解释的方式来解决个别一次性使用医疗器械重复使用的问题。2005 年，我国卫生部的《血液透析器复用操作规范》[卫医发(2005)330 号]首次明确血液透析器可以重复使用，并明确血液透析器是否可以重复使用由国家食品和药品监督管理局批准。2006 年,为了减轻群众就医负担,在一定程度上缓解群众"看病难、看病贵问题",卫生部又提出建议,"可以先选择几种目前临床常用的、复用时对医疗质量、医疗安全和耗材本身的性能无影响、经国家食品和药品监督管理局批准为一次性使用的高值耗材在部分大医院先行试点"。这些耗材包括:①心血管介入治疗中应用的大头导管、超声导管、起搏电极。②血液净化治疗中的血滤器和透析器。③麻醉中应用的喉罩。④心脏外科手术中应用的心脏稳定器等。而在这些高值耗材中多数都属于高分子材料,因此能够经过规范处理后再使用也是减少医疗废物产生的一个很好的方法。

4.开展科学研究、开发无害化医用材料

采用非焚烧方法处置塑料类废物是可以减少 POPs 产生的,但是,第一,不是所有的非焚烧技术都能处理塑料类医疗废物。第二,处理后的塑料类医疗废物仍需要进行终末处置(填埋)。研究表明塑料在自然界可存在数十年至一百多年而不分解,由此导致填埋地的彻底荒废毁坏。

解决这一问题的最好的办法是研究开发可降解的高分子材料。可生物降解高分子材料是指在一定时间和一定条件下,能被酶或微生物水解降解,从而高分子主链断裂,分子量逐渐变小,以致最终成为单体或代谢成二氧化碳和水的高分子材料。此类高分子包括淀粉、纤维素、蛋白质、聚糖、甲壳素等天然高分子,以及含有易被水解的酯键、醚键、氨酯键、酰胺键等合成高分子。生物降解高分子材料具有以下特点:易吸附水、含有敏感的化学基团、结晶度低、低相对分子质量、分子链线性化程度高和较大的比表面积等。目前生物降解型医用高分子材料已在临床上有所应用。其主要成分是聚乳酸、聚乙烯醇及改性的天然多糖和蛋白质等,在临床上主要用于暂时执行替换组织和器官的功能,或作药物缓释系统和送达载体、可吸收性外科缝线、创伤敷料等。其特点是易降解,降解产物经代谢排出体外,对组织生长无影响,目前已成为医用高分子材料发展的方向。

二、医疗废物管理策略

(一)建立完整的监管体系实现全过程管理

(1)医疗废物从产生、分类、收集、密闭包装到院内转运、暂存;院外转运、处置的整个流程应当处于严格和控制之下。

(2)对医疗废物全过程的管理涉及政府多部门、医疗卫生机构、集中处置中心、医疗用品和处置设备供应商等多方面相关利益,除了卫健委与国家环境保护总局应制订并颁布相关配套技术标准和规范体系外,医疗卫生机构和集中处置中心的监管体系建设也是至关重要的。

(3)建立医疗卫生机构医疗废物管理体系,应以卫生行政区域划分的框架为主,地方政府牵头、职能部门落实、内部监督为主、外部监督为辅。应在政府的协调下通过科学评估和环保、卫生、财政等部门通力协作,制订专项收费标准,解决医疗废物中存在的价格问题,确保废物处置单位的长期稳定营运。卫生部门负责督促检查辖区内医疗机构的医疗废物管理情况;

(4)建立医疗废物集中处置中心管理体系,环保部门负责医疗废物整个处理过程(包括收集、运输、焚烧)的监管。

(二)建立信息系统实现信息化管理

2003年SARS被控制之后,医疗垃圾管理的问题受到社会的关注,卫生部于2003年6月16日,颁布了《医疗废物管理条例》,将医疗垃圾管理纳入了法制轨道。随后,专家们纷纷从ISO 14 000环境管理体系、伦理学、社会学等多角度探讨了医疗垃圾管理的问题。由此可见,医疗垃圾管理不仅是一个较新的医院管理难题,而且是一个重要的公共卫生问题。

信息技术革命使医疗垃圾实时监管统一平台的建立成为可能。随着条形码技术、射频识别技术、卫星定位技术的发展,带来服务和监管方式的新革命。随着医院信息系统(HIS)的普及化与信息化水平的提高,医院和专业废物处理公司的信息处理能力已大幅提高,推广垃圾的电子标签化管理、电子联单、电子监控和在线监测等信息管理技术,实现传统人工处理向现代智能管理的新跨越已具备良好的技术基础。在物流信息方面,广泛采用电子计算机系统进行管理,并已初步形成覆盖面广、横向纵向相结合的信息网络。以现代信息技术——GPS结合GPRS技术实现可视化物流管理和实时定位为基础的专用物流信息网络正在加紧建设之中。随着信息港建设的不断发展,高速、宽带、高效的信息网络平台及EDI等5个骨干网络系统的基本建成,为环保部门实现医疗垃圾处理过程的全程监管提供了基础的信息支持和保障。

应开发和研制区域医疗废物监督管理软件和监管网络系统,监管软件包括医疗废物监测报告的软件开发和医疗机构监管系统终端建设等;监管网络系统包括区域医疗机构医疗废物监测报告网络系统、区域医疗废物集中处置单位医疗废物检测报告网络系统、医疗机构内部医疗废物管理网络系统、卫生行政部门/环境保护行政部门医疗废物监管信息网络系统等。使医疗废物监管系统化、规范化、科学化和现代化,提高监管的效率,防止医疗废物的流失及对社会、环境等的危害,为卫生行政部门和环境保护部门制订医疗废物的宏观管理和相关政策提供科学依据。

1.医疗机构内部信息管理系统

分析整个医疗废物处理流程,可以发现以下管理难点。

(1)医疗废物的交接:医院医疗垃圾处理的基本流程为医疗垃圾发生地的医务人员进行生活垃圾和医疗垃圾的分类,然后医疗垃圾运输工人与医疗垃圾发生地的护士进行交接手续按照规定时间和规定路线运输医疗垃圾与医疗垃圾周转站的人员进行交接手续,最后由医疗垃圾周转站的工人对医疗垃圾进行称重与医疗垃圾处理厂人员进行交接手续。如此看来,医疗垃圾由生成到外送至少经过 3 次交接,如果采用书面交接,不仅烦琐,而且散在的《医疗垃圾交接本》既是新的污染源,又可能造成交叉感染。

(2)医疗废物的追踪:虽然有医疗垃圾的书面交接,但是交接地点分散,无法对医疗垃圾的整个流程进行追踪,更无法追踪某一袋具有特殊意义的医疗垃圾。

(3)医疗垃圾的统计:由于工作量大,手工无法分科室、分地域、分类型、分时段、分人员地统计医疗垃圾的数量、重量和成本,所以也就无法根据统计信息进行质量控制、成本核算和绩效考核。

在对医院医疗废物管理的基本流程和管理难点进行分析的基础上,遵循《医疗废物管理条例》、ISO 14 000 环境管理体系标准和伦理学原则,利用 RFID 技术可以更加有效安全的管理医疗废物的全处理过程,利用信息技术建立一个平台,在此平台上进行从医疗废物的产生到医疗废物的完全处理过程的智能识别,跟踪等活动,医院的废弃物与废物处理厂之间的联系将实现一种信息化管理,该解决方案还用到射频识别、电子监控、卫星定位和一个信息化的网络平台。有效的加大监管了力度,实现了有效规范安全管理。

2.区域医疗废物管理监管体系

建立网络信息系统,充分发挥行政部门和监督部门的监管职责。

(三)建立培训体系实现从业人员统一培训

高质量的从业人员队伍是实施医疗废物环境无害化管理的重要保障。加强对从业人员的相关知识和技能培训,既有利于保护从业人员的自身安全,也有利于提高其遵守相关法律法规的自觉性。①建立全国培训体系,统一教材、统一师资、分级别、一层层培训,达到全员培训的目的。②建立网络培训体系,做到网上咨询,随时解决临床的实际问题。

(四)建立科研体系加强对环境无害化处理处置技术的开发和推广

落后的医疗废物处理处置技术严重制约着对医疗废物的有效管理。要加大对这方面的科研投入。对于已经研制开发和引进的先进技术设备,要加强推广工作。要加快对土炉子的升级改造和更换工作。

(五)建立宣传体系大力提高公众防卫和环保意识

大力加强对公众的宣传教育力度,切实提高公众的卫生和环保意识,这对于发挥公众的舆论监督作用,完善法律法规建设,推动全面的环境无害化管理有着重要的意义。

三、医疗卫生机构内部医疗废物管理

医疗机构内部医疗废物的管理是整个医疗废物管理的源头,是极其重要的一环,其管理水平的高低,直接影响到我国医疗废物的管理水平,直接体现医疗废物管理中的基本原则即减量化、无害化与资源化,因此我们必须重视和抓好这一环节。此处主要就医疗机构内部医疗废物管理流程、管理体系、设施和设备的配置要求进行阐述。

(一)医疗废物管理流程

医疗机构应执行《医疗废物管理条例》及其配套文件,按照国家法规的要求,采取相应的废物处理流程,要按照各地区经济条件和医疗废物集中处置设施建立的情况,采取不同的处理流程,主要可归纳为以下两种方式。

1.集中处置地区医疗废物管理流程

建立医疗废物集中处置中心的地区,应根据本地区的处置方法,制订具体的分类收集清单。医疗机构应根据分类清单制订医疗废物的管理流程。医疗废物的管理流程为:使用后废弃的医疗废物在产生地分类收集,并按照不同类别的要求,分别置于相应的医疗废物包装容器,由专人收集、交接、登记并运送到医疗废物暂存地暂存,交由医疗废物集中处置中心处置并做好交接登记,资料保存3年。

(1)医疗废物的分类:根据国家的法规医疗废物主要分为5类,包括感染性废物、病理性废物、损伤性废物、药物性废物和化学性废物,含汞类废物被划归在此类废物中。

在医疗机构中主要为感染性废物,其次为损伤性废物和病理性废物,药物性废物和化学性废物的量相对较少。医疗废物产生部门按照上述原则,将医疗废物放置于相应的医疗废物袋内,锐器放置于防穿刺的锐器盒或容器内,但由于分类知识、分类标识的缺乏,常易致放置错误,如将感染性废物放于生活垃圾中,或将锐器放置于感染性废物袋中。因此要加强培训,严格按照国家医疗废物包装

要求规范收集包装。目前各地的处置方法不同且方法单一,不能按照完全相同的方法分类,为使分类与处置相衔接,各地应按照自己的处置方法制订分类收集清单。

(2)医疗机构内专人收集、交接、登记:医疗废物产生部门按照有关要求做好分类后,每天或达到包装袋3/4时,封口包扎,交由医疗废物院内转运人员进行收集,并在收集、交接时做好登记,登记项目包括日期、科室、医疗废物的种类、重量或数量及交接双方签名等内容。

(3)医疗机构医疗废物暂存地暂存:医疗废物由专门部门的人员收集后,按照规定的路线与时间,送到医院指定的暂存地进行暂存,暂存地应制订相关的管理制度,配备相应的设施包括上下水设施、消毒设施、病理性废物的保存设施和医疗废物暂存地管理人员的卫生设施等。暂存地应按照《医疗废物管理条例》的要求规范建设。

(4)医疗机构与集中处置单位的交接与登记:医疗机构应当将医疗废物交由取得县级以上人民政府环境保护行政主管部门许可的医疗废物集中处置单位处置,依照危险废物转移联单制度填写和保存转移联单。医疗卫生机构应当对医疗废物进行登记,登记内容应当包括医疗废物的来源、种类、重量或者数量、交接时间、最终去向及经办人签名等项目。登记资料至少保存3年。

2.分散处置地区管理流程

(1)没有建立医疗废物集中处置中心的地区,其医疗废物的处理流程基本同已经建立集中处置中心的地区,其基本处理流程如下:使用后废弃的医疗废物→使用者根据分类的要求进行分类,并按照不同类别的要求,分别置于相应的医疗废物包装容器中→医疗机构内专人收集、交接、登记→送至医疗机构医疗废物处置地登记并进行处置,登记资料保存3年。

从上述流程可以看出,前面的步骤与建立了医疗废物集中处置中心的处理流程是相同的,只是在最后两步不同,医疗废物分散处置地区其医疗废物的处置多数是由产生单位根据其自身的条件,采取相应的处置措施,如采取医院自建的焚烧炉进行焚烧,对于没有焚烧炉的基层医疗机构则采取简单的焚烧,或自认为安全的地方填埋,或是先浸泡消毒后填埋。

(2)目前有些地区开始尝试分级管理集中处置的管理流程,使边远地区分散的医疗废物产生点产生的医疗废物全部集中处置,解决了边远地区自行处置医疗废物所带来的危害。基本管理流程是以下内容。

政府牵头,环保局、卫生局、物价局、财政局、发改委、国资局联合制订《医疗废物集中处置管理办法》,明确了医疗废物监管工作的职责分工、责任强化,院内由卫生牵头负责,院外由环保负责、医疗废物处置厂由国资物、财政和发改委负责,医疗废物收费、收费标准、政策出台、由物价局牵头负责。重点解决了医疗废物仅由卫生独家负责的局面,采取政府主导、各部门协助的工作模式。一是减轻了卫生部门的压力;二是有利于各项优惠政策的出台;三是各司其职的工作模式,加大了监管工作力度,有利于各级各类医疗机构的积极参与。

对县以下乡镇卫生院、村卫生所、个体医疗机构医疗废物集中处置工作的主要做法是以县为行政区域,由县级卫生行政部门主牵头,采取市场运作加公司运作的方式,即每个县由县级卫生行政部门指定专人专班负责回收,回收公司每个县设一个办事处设定一个账号,以县为单位建立一个标准的医疗废物暂存转运间、统一使用回收公司发票、回收联单。医疗机构所产生的医疗废物实行村、个体诊所交到乡镇卫生院、乡镇卫生院集中交到县暂存转运间。县级暂存转运间交到市医疗废物处置中心的三级监管和网格化管理转运模式。实行层层把关,专人负责。收费由县级卫生行政部门指定专人或专班出面,个体诊所、村卫生室按规定标准交乡镇,乡镇办加上本机构床位 1.1 元标准由卫生行政部门指定专人,或专班交到县设置的指定账号,回收公司按总费用 50% 标准返回到专人专班,作为专班或专人医疗废物人员运输费用的支出和各项其他开支,使所有各级各类医疗机构医疗废物全部进入医疗废物处置中心。

强化监管,规范管理,加大违法案件的查处力度。

(二)医疗机构内部医疗废物管理体系

目前,我国医疗机构医疗废物的处理已经建立了一套管理机制,包括建立医疗机构医疗废物管理小组、制订医疗废物管理相关部门的职责、制订医疗废物管理的有关规章制度、定期开展医疗废物管理知识的培训和开展医疗废物管理的监督、检查与反馈等,这套管理体系,对保障医疗机构医疗废物的规范化管理起到了积极的作用。

1.成立医疗机构医疗废物管理小组

医疗机构医疗废物的管理涉及面广,包括行政部门、临床各科、医技科室、研究室、后勤部门、物业公司等部门,在医疗废物分类时,需要广大医务人员参与和支持,在医疗机构内部医疗废物管理的各流程中,需要进行各部门之间的协调,因此要做好该项工作,必须有一个领导机构,兼具管理和业务职能。

医疗卫生机构应当建立健全医疗废物管理责任制,其法定代表人或者主要负责人为第一责任人,切实履行职责,确保医疗废物的安全管理。医疗废物管理小组的组长为医疗机构的负责人或主管医疗的副院长,其成员一般由医务部门、护理部门、感染管理科、总务后勤、科研部门、物业公司等部门的负责人组成。医疗废物管理小组对医疗机构医疗废物的管理、重大事情的决策方面起到了重要作用,但是有些医疗机构的管理小组是名存实亡。

2.明确医疗废物管理相关部门的职责

医疗废物的管理涉及面广,有关部门的职责必须明确,才能把好医疗废物管理环节的每一个关口,做好医疗废物的分类、交接、转运与暂存等工作,并防止医疗废物的流失。

(1)医疗废物管理小组的职责:负责对全院医疗废物处理的领导、协调与管理,制订全院医疗废物管理的方针政策,召开会议,解决有关问题。负责医疗废物突发事件的组织、协调与处理工作。负责医疗废物管理重大事件的决策等。

(2)医疗废物管理相关部门的职责:医疗废物管理涉及医院感染管理科、总务后勤部门、医务部门、护理部门、医疗废物产生部门等。感染管理科主要负责全院医疗废物的监督、检查、培训与技术指导;总务后勤部门主要具体负责医疗废物分类收集、运送、暂时储存及医疗废物泄漏时的应急处理等各项工作;医务、护理、科研部门主要负责组织医务人员、科研人员进行医疗废物管理知识的培训,发生医疗废物泄漏或突发事件时,配合医疗废物管理小组开展调查与处置工作;医疗废物产生部门包括各临床科室、各研究室与实验室、各医技科室等所有产生医疗废物有关的部门,其主要职责为严格按照要求做好医疗废物的分类,严格按要求送指定地点暂存,并做好交接登记工作(实行三联单制度)和资料的保存。

3.制订医疗废物管理的各项规章制度

医疗机构医疗废物的管理牵涉医疗机构的许多部门和广大的医务人员,是一项复杂的系统工程,因此我们要做好医疗废物的管理,必须根据国家的相关法律、法规,结合医院的具体实际情况,制订医疗废物管理的各项规章制度,做到用制度约束、规范人的行为。制订的制度应既有科学性,同时又具有可操作性,使医疗废物的管理规范化,便于监督与管理。医疗机构内部医疗废物管理的规章制度主要有以下几项。

(1)医疗机构内部医疗废物管理制度:主要包括医疗废物管理的基本要求,医疗废物管理有关部门的职责及医疗废物管理的具体措施等。

(2)医疗机构内部医疗废物分类制度:医疗机构制订的医疗废物分类制度,一般包括医疗废物的分类及其监督、检查与培训等。医疗机构根据其自身的特

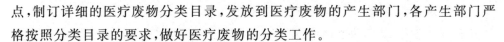

点,制订详细的医疗废物分类目录,发放到医疗废物的产生部门,各产生部门严格按照分类目录的要求,做好医疗废物的分类工作。

(3)医疗机构内部医疗废物行政处罚制度:为了加强医疗机构内部医疗废物的监督、检查与管理,各医疗机构根据国家的有关规定,结合本单位的具体情况,制订医疗机构内部医疗废物行政处罚制度,并具体实施。

(4)医疗机构内部医疗废物管理流程:各医疗机构的地理位置、布局和各部门的分工不同,其医疗废物的管理流程则有所不同,因此各医疗机构会根据其自身的情况制订其医疗废物管理的流程。

(5)医务人员及医疗废物收集、运送人员安全防护制度。

(三)开展医疗废物管理的培训

医疗机构内部医疗废物的管理,近年来逐步受到重视,尤其是 2003 年传染性非典型肺炎流行暴发后,以及国家颁布《医疗废物管理条例》及其配套文件,中国各省、市、自治区的各级卫生行政部门对医疗机构内部医疗废物的管理高度重视,针对不同级别的医疗机构举办了各种类型的医疗废物管理培训班、学习班。国家医院感染管理与控制的专业学术组织也协助卫生行政部门针对医疗废物管理开展相应的培训。医疗机构则根据工作需要,对医疗废物管理与处置工作中不同部门的人员按职责进行了大量的培训,如临床医务人员和护理人员重点进行医疗废物分类与收集要求的培训;保洁人员重点进行分类收集、包装要求、运送路线、遗撒处理的培训;医疗废物管理人员进行周转收集要求、暂存站的管理与转运交接的培训;所有医务人员均接受医疗废物管理中的职业防护和应急预案的培训。

培训的方式多种多样,有采取集中培训,也有采取制作小宣传册、宣传画、制作光盘等形式,如某些医疗机构根据其医疗废物的分类与运送特点制作了宣传画、医疗废物院内收集、运输流程与路线、联系电话与管理责任人等,张贴在医疗废物收集与暂存地,起到了良好的宣传与告示作用。如天津市环保局和卫生局合作,将天津市儿童医院作为试点,制作了医疗废物处理方式 CD 盘发至每个医疗单位作为宣传、培训手段。

(四)开展医疗废物管理的监督、检查与反馈

医疗机构内部医疗废物的管理,除了有组织的保障、明确的职责、完善的管理制度、扎实的培训宣传外,必须对医疗废物管理的各个环节定期进行监督、检查,并把监督、检查的结果及时向有关人员反馈,根据需要在不同范围内进行公示。同时通过监督、检查以评价各项规章制度、各部门职责的落实、到位情况、培训与宣传的效果,以及医疗废物管理措施的绩效等。

医疗机构内部医疗废物的监督、检查多由感染管理科进行,监督、检查与反馈定期进行,监督、检查的方式也多种多样,如普查、抽查。有些医疗机构是由多个医疗废物管理相关部门联合进行监督、检查,这样更有利于医疗废物管理工作的及时沟通,和发现问题时的及时协调与解决。在医疗废物管理的监督、检查中,很多医疗机构对医疗废物管理工作中发现的问题,还制订了相应的管理措施或制度,如医疗机构内部医疗废物管理的行政处罚办法,这些措施对加强医疗机构内部医疗废物的管理和防止医疗废物的流失起到了非常重要的作用。

第三节　医疗废物的具体处理规范

一、医疗废物的分类、收集和标签

我国医疗废物分类的指导思想是通过分类,科学地区分生活垃圾和医疗废物,达到医疗废物减量化的目的;医疗废物经过合理的分类后,根据其材质和污染程度的不同,采用不同的无害化处置方式进行处理,以最大限度地减少对人体的危害和对环境的污染。医疗单位应该按照《医疗废物分类目录》对医疗废物实施分类收集和管理,确实达到分类收集、分类处置的目的。

(一)医疗废物分类收集原则

(1)按照《医疗废物分类目录》分类原则,结合所在地的处置方法分类收集。做到同种处置方法的废物放入同一种包装容器内,以减少包装容器的使用,尤其是一次性包装容器的使用。

(2)各种包装容器均应有医疗废物警示标识,并用不同颜色的包装容器或者标识,以区别不同的处置方法。同一种处置方法的废物放入同一种颜色的包装容器中。

(3)盛装医疗废物达到包装物或容器的 3/4 时,必须进行紧实严密的封口。放入容器内的医疗废物不得取出,并密闭运送。每个包装容器均就有中文标签,说明该医疗废物的产生地、种类、产生时间等信息。

(4)尽量减少一次性塑料包装物的使用,采用可重复使用的或非塑料的一次性包装容器。

（5）医疗废物中病原体的培养基、标本和菌种、毒种保存液等高危险性废物，必须首先在微生物实验室进行压力蒸汽灭菌或化学消毒处理，然后按感染性废物收集处理。

（6）隔离的传染患者或疑似传染患者产生的医疗废物必须使用双层包装物，并及时封闭。

（7）在盛装医疗废物前，应当对医疗废物包装物或者容器进行认真检查，确保无破损、渗漏和遗撒。

（二）医疗废物的分类收集与标签

按照医疗废物的特性、危害性、材质及处置方法分为五类。

1.感染性废物

携带病原微生物具有引起感染性疾病传播危险的医疗废物。主要包括以下几项。

（1）塑胶类废物。①被患者血液、体液、排泄物污染的废弃的塑胶类器具和用品：如一次性输血器、输血袋、透析器、透析管路、介入导管、阴道窥器、引流装置、吸痰管、呼吸管路、氧气面罩、雾化器、鼻导管、导尿管、集尿袋等；一次性托盘、一次性口镜；一次性手术衣、一次性手术大中单、一次性帽子、口罩、一次性换药碗；一次性使用橡胶手套、硅橡胶乳房；实验室使用的塑料试管、滴管、吸管、离心管等。②使用后的一次性使用无菌医疗器械：如一次性注射器、一次性输液器。收集：有警示标志的黄色专用包装袋及黄色专用带盖废物桶。标签"塑胶类感染性废物"。

（2）棉纤维类废物：被患者血液、体液、排泄物污染的废弃的棉纤维类废物如引流条、纱布、绷带、棉球、棉签及其他各种敷料；废弃的污染被服。收集：有警示标志的黄色专用包装袋及黄色专用带盖废物桶。标签"棉纤维类感染性废物"。

（3）金属类废物：被患者血液、体液、排泄物污染的废弃的非锐器金属类废物，如内固定钢板等。收集：有警示标志的黄色专用包装袋及黄色专用带盖废物桶。标签"金属类感染性废物"。

（4）其他材质类废物：①被患者血液、体液、排泄物污染的废弃的其他材质类废物，如非锐器玻璃类及纸类等。②隔离传染病患者、疑似传染病患者及突发原因不明的传染病患者的生活垃圾。收集：有警示标志的黄色专用包装袋及黄色专用带盖废物桶。标签"其他材质类感染性废物"。

（5）实验室废物：①微生物实验室的病原体培养基、标本、菌种、毒种保存液和容器。艾滋病实验室、生物安全防护水平为三级、四级的实验室标本、容器和实验过程中产生的所有废弃物。收集:在产生地经压力蒸汽灭菌后放入有警示标志的黄色专用包装袋、专用容器。标签"实验室感染性废物"。②其他实验室的血液、体液、分泌物等标本和容器。收集:直接放入有警示标志的黄色专用包装袋、专用容器。标签"实验室感染性废物"。

2.损伤性废物

能够损伤人体的废弃的医用锐器。

(1)废弃的金属类锐器:如医用针头、缝合针、针灸针、探针、穿刺针、解剖刀、手术刀、手术锯、备皮刀和各种导丝、钢钉等。收集:直接放入有警示标志的黄色专用锐器盒,标签"金属类锐器"。

(2)废弃的玻璃类锐器:如盖玻片、载玻片、破碎的玻璃试管、细胞毒性药物和遗传毒性药物的玻璃安瓿等。收集:直接放入锐器盒,标签"玻璃类锐器"。

(3)废弃的其他材质类锐器:如一次性镊子、一次性探针、一次性使用塑料移液吸头等。收集:直接放入有警示标志的黄色专用锐器盒,标签"其他材质类锐器"。

3.病理性废物

在诊疗过程中产生的人体废弃物和医学实验动物尸体等废物:①废弃的肉眼难于辨认的人体组织、器官。②动物组织及尸体。③胎龄在 16 周以下或体重不足 500 g 的死产胎儿。④病理切片后废弃的人体组织、病理蜡块。⑤传染病患者、疑似传染病患者及突发原因不明的传染病患者的胎盘;产妇放弃的胎盘。

收集:直接放入有警示标志的黄色专用包装袋及黄色专用带盖废物桶。标签"病理性废物"。

4.药物性废物

过期、淘汰、变质或者被污染的一般性药品。根据其产生的危害和处置方法的不同又分为以下内容。

(1)批量废弃的一般性药品、细胞毒性药物和遗传毒性药物、疫苗及血液制品。收集:有警示标志的黄色专用包装袋分类集中存放。标签"药物性废物"。

(2)过期、淘汰、变质或者被污染的废弃的少量药品及开启后剩余的少量药物。

(3)细胞毒性药物和遗传毒性药物的药瓶等。收集:可并入感染性废物的其他材质类废物中,应在标签上注明:"含有药物性废物"。

5.化学性废物

具有毒性、腐蚀性、易燃易爆性的废弃的批量化学物品及使用后的化学性废物。

(1)批量废弃的化学试剂:如乙醇、甲醛、二甲苯等。

(2)批量废弃的消毒剂原液:如过氧乙酸、戊二醛等。

(3)废弃的含重金属物质的器具、物品与药剂等:含汞血压计、含汞温度计、口腔科使用后的含汞物品、显(定)影液等。收集:用有警示标志的黄色专用包装袋或容器分类集中存放,按危险废物处置,标签"化学性废物"。

(4)使用后的化学试剂:如联苯胺类(DAB)、甲醛、二甲苯等。收集:用有警示标志的用黄色专用带盖废物桶分类存放,标签"某类化学性废物"。

6.无集中处置单位的地区,按照《医疗机构医疗废物管理办法》的要求处置

原则上感染性塑胶类及损伤类废物应毁形灭菌处理后填埋;其他感染性废物应灭菌后填埋;病理性废物应送殡仪馆焚烧。

7.其他要求

(1)《医疗废物分类目录》是医疗废物分类的原则,由于各地医疗废物处置方法不同,各地应该根据各自的处置方法,制订具有地方特点的分类收集方法。

(2)医疗活动中产生的未被血液、体液、排泄物污染的塑胶类医疗用品如输液袋(瓶)、一次性防护用品(如帽子、口罩、手套、防护衣、鞋套等)、无纺布、塑料类外包装物品;玻璃类如小药瓶、玻璃安瓿;纸类如耦合剂擦拭纸、卫生纸和纸类外包装物品;布类如废弃的未被污染的被服(如床单、被套、枕套等)等不属于医疗废物。一次性注射器和输液器无论是否污染均作为感染性废物处置。

(3)隔离传染病患者、疑似传染病患者及突发原因不明的传染病患者产生的医疗废物应当使用双层包装物,并及时密封。

(4)"批量废弃"指的是成批废弃的未使用过的药物、化学试剂和消毒剂。

(5)化学性废物和药物性废物均属于危险废物,应按危险废物管理和处置。

(6)收集容器执行国家环境保护总局、卫生部发布的 HJ421-2008《医疗废物专用包装袋、容器和警示标志标准》。

二、包装容器

斯德哥尔摩公约(POPs 公约)和行动守则指出要采用最佳可行技术(BAT)和最佳环境实践(BEP)模式,以有效减少 POPs 的排放,要采取措施达到医疗废物的减量化、无害化和资源化。在具体的措施中很重要的一条就是要建立有效

的医疗废物管理系统,在分类、收集、包装、转运、暂存这一过程中,尽量减少包装产生的废物,在安全的前提下尽可能重复使用可利用的包装物,减少塑料包装物,将包装容器减至最低的需要量,因为包装物品多采用的是一次性使用的高分子材料物质,如锐器盒、垃圾袋、周转箱等。而且随着医疗量的不断增加,医疗废物的产生量不断增加,导致这些包装物品的不断增加。据卫生部2009年对全国48家医院的调查显示,锐器盒、包装袋及周转箱从2006－2009年均有所增加。不但导致了费用的增加,同时也导致了由包装物而产生的废物的增加。

采用简洁、无渗漏、坚固的包装袋包装医疗废物,包装物和包装容器质量应达到规定标准,统一规格。制作不同规格的医疗废物包装袋,使其和每天产生的医疗废物数量相匹配,减少无效体积,降低包装废物排放量。用于传染性废弃物及锋利的碎片的包装袋或容器应该不易被刺穿及防渗漏。这种容器可以是可循环利用的(不锈钢),也可以是一次性的(厚纸板)。装满的容器应该能够密闭。每种类型的废物收集容器均应贴有医疗废物的标识,以及相应的、唯一识别的不同颜色的标识。

(一)收集容器的种类

1.包装袋

用于盛装除损伤性废物之外的医疗废物初级包装,并符合一定防渗和撕裂强度性能要求的软质口袋。

2.利器盒

用于盛装损伤性医疗废物的一次性专用硬质容器。

3.周转箱(桶)

在医疗废物运送过程中,用于盛装经初级包装的医疗废物的专用硬质容器。

(二)包装物的标准

1.包装袋标准

(1)包装袋在正常使用情况下,不应出现渗漏、破裂和穿孔。

(2)采用高温热处置技术处置医疗废物时,包装袋不应使用聚氯乙烯材料。

(3)包装袋容积大小应适中,便于操作,配合周转箱(桶)运输。

(4)医疗废物包装袋的颜色为淡黄,颜色应符合 GB/T3181 中 Y06 的要求,包装袋的明显处应印制警示标志和警告语。

(5)包装袋外观质量:表面基本平整,无皱褶、污迹和杂质,无划痕、气泡、缩孔、针孔及其他缺陷。

2.利器盒标准

(1)利器盒整体为硬质材料制成,封闭且防刺穿,以保证在正常情况下,利器盒内盛装物不撒漏,并且利器盒一旦被封口,在不破坏的情况下无法被再次打开。

(2)采用高温热处置技术处置损伤性废物时,利器盒不应使用聚氯乙烯材料。

(3)利器盒整体颜色为淡黄,颜色应符合 GB/T3181 中 Y06 的要求。利器盒侧面明显处应印制警示标志,警告语为"警告！损伤性废物"。

(4)满盛装量的利器盒从 1.2 m 高处自由跌落至水泥地面,连续 3 次,不会出现破裂、被刺穿等情况。

(5)利器盒的规格尺寸根据用户要求确定。

3.周转箱(桶)标准

(1)周转箱(桶)整体应防液体渗漏,应便于清洗和消毒。

(2)周转箱(桶)整体为淡黄,颜色应符合 GB/T3181 中 Y06 的要求。箱体侧面或桶身明显处应印(喷)制警示标志和警告语。

(3)周转箱外观要求:①周转箱整体装配密闭,箱体与箱盖能牢固扣紧,扣紧后不分离。②表面光滑平整,完整无裂损,没有明显凹陷,边缘及提手无毛刺。③周转箱的箱底和顶部有配合牙槽,具有防滑功能。

(4)周转箱按其外形尺寸分类,推荐尺寸见表 7-1。

表 7-1 周转箱按其外形尺寸

单位:mm

长度	宽度	高度
600	400	300
		400

(5)周转箱物理机械性能应符合表 7-2 规定。

表 7-2 周转箱物理机械性能指标

项目	指标
箱底承重	箱底平面变形量不＞10 mm
收缩变形率	箱体内对角线变化率不＞1%
跌落性能	不应产生裂纹
堆码性能	箱体高度变化率不＞2%

(6)周转桶应参照周转箱性能要求制造。

(三)标志和警告语

(1)警示标志的形式为直角菱形,警告语应与警示标志组合使用,样式如图 7-1 所示。

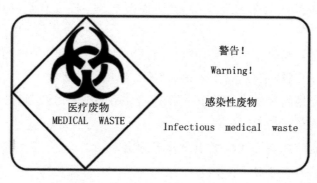

图 7-1　带警告语的警示标志

(2)警示标志的颜色和规格应符合表 7-3 的规定。

表 7-3　警示标志的颜色和规格

标志颜色		
	菱形边框	黑色
	背景色	淡黄(GB/T3181 中的 Y06)
	中英文文字	黑色
标志规格		
	感染性标志	高度最小 5 cm
包装袋	中文文字	高度最小 1 cm
	英文文字	高度最小 0.6 cm
	警示标志	最小 12 cm×12 cm
	感染性标志	高度最小 2.5 cm
利器盒	中文文字	高度最小 0.5 cm
	英文文字	高度最小 0.3 cm
	警示标志	最小 6 cm×6 cm
	感染性标志	高度最小 10 cm
周转箱(桶)	中文文字	高度最小 2.5 cm
	英文文字	高度最小 1.65 cm
	警示标志	最小 20 cm×20 cm

(3)带有警告语的警示标志的底色为包装袋和容器的背景色,边框和警告语的颜色均为黑色,长宽比为 2∶1,其中宽度与警示标志的高度相同。

(4)警示标志和警告语的印刷质量要求油墨均匀;图案、文字清晰、完整;套印准确,套印误差应不>1 mm。

三、医疗废物的转运、暂存及交接

(一)内部转运

(1)运送人员每天从产生科室收集的医疗废物达到专用包装物和利器盒的 3/4 左右体积时应当封闭转移,医疗废物产生的科室应当进行医疗废物登记。

(2)运送人员在运送医疗废物前,应当检查包装物或者容器的标签及封口是否符合要求,不得将不符合要求的医疗废物运送至暂时贮存地点。

(3)运送人员在运送医疗废物时,应当防止造成包装物或容器破损和医疗废物的流失、泄漏和扩散,并防止医疗废物直接接触身体。

(4)运送人员按照确定的内部运送时间、路线,使用防渗漏、防遗撒的、易于装卸和清洁的专用运送工具,与有关科室完成医疗废物移交与接受手续后,将科室移交的医疗废物封闭转移至暂时贮存场所暂存,禁止在运送过程中丢弃医疗废物。

(5)运送工具每天转运医疗废物后,应在指定的地点及时消毒和清洁。

(二)暂存

(1)医疗卫生机构建立的医疗废物暂时贮存设施、设备应当达到以下要求。①远离医疗区、食品加工区、人员活动区和生活垃圾存放场所,方便医疗废物运送人员及运送工具、车辆的出入。②有严密的封闭措施,设专(兼)职人员管理,防止非工作人员接触医疗废物。③有防鼠、防蚊蝇、防蟑螂的安全措施。④防止渗漏和雨水冲刷。⑤易于清洁和消毒。⑥避免阳光直射。⑦设有明显的医疗废物警示标识和"禁止吸烟、饮食"的警示标识。

(2)医疗卫生机构应当建立医疗废物的暂时贮存设施、设备,不得露天存放医疗废物;医疗废物暂时贮存的时间不得超过 2 天。

(三)交接

(1)医疗卫生机构应当根据就近集中处置的原则,及时将医疗废物交由医疗废物集中处置单位处置。

（2）医疗卫生机构应当将医疗废物交由取得县级以上人民政府环境保护行政主管部门许可的医疗废物集中处置单位处置,依照危险废物转移联单制度填写和保存转移联单。

（3）医疗卫生机构应当对医疗废物进行登记,登记内容应当包括医疗废物的来源、种类、重量或者数量、交接时间、最终去向及经办人签名等项目。登记资料至少保存 3 年。

（4）医疗废物转交出去后,应当对暂时贮存地点、设施及时进行清洁和消毒处理。

参考文献

[1] 李连成,莫大鹏,付应明.现代医院管理制度全集[M].北京:中国言实出版
社,2020.

[2] 杜天方,刘燕.医疗机构项目成本管理[M].杭州:浙江工商大学出版社,2022.

[3] 蒋飞.现代医院管理精要[M].北京:科学技术文献出版社,2019.

[4] 糜琛蓉,倪语星,朱仁义.医院感染防控与管理实训[M].北京:科学出版
社,2020.

[5] 翟理祥,夏萍.精益医疗管理实践[M].北京:人民卫生出版社,2022.

[6] 刘乃丰.医院信息中心建设管理手册[M].南京:东南大学出版社,2020.

[7] 陈伟,李鑫.医疗投诉管理实务[M].北京:国家行政学院出版社,2022.

[8] 王霜.现代医院管理制度研究[M].秦皇岛:燕山大学出版社,2019.

[9] 应亚珍.现代医院管理丛书 医院经济运行精细化管理[M].北京:人民卫生出
版社,2022.

[10] 张锦文.医院管理[M].台北:台北市大林出版社,2020.

[11] 莫求,王永莲.医院行政管理[M].上海:上海交通大学出版社,2019.

[12] 臧培毅.现代医院管理理论与实践[M].长春:吉林科学技术出版社,2018.

[13] 庄建民.医院管理新思维[M].北京:人民卫生出版社,2020.

[14] 师庆科,王觅也.华西医学大系 现代大型综合性医院大数据平台建设与应
用探索[M].成都:四川科学技术出版社,2022.

[15] 邹妮,孙喆.医院感染管理[M].上海:世界图书出版上海有限公司,2019.

[16] 郑艳华.现代医院管理[M].北京:科学技术文献出版社,2020.

[17] 卢文,张延红,陈永利.新形势下医院财务管理与创新研究[M].长春:吉林

科学技术出版社,2022.

[18] 吴兆玉,陈绍成.实用医院医疗管理规范[M].成都:四川科学技术出版社,2019.

[19] 苗豫东.公立医院应急管理理论与实践[M].北京:经济科学出版社,2022.

[20] 李亚军.现代医院管理制度[M].西安:世界图书出版西安有限公司,2020.

[21] 孙良仁.现代医院管理实践[M].北京:科学技术文献出版社,2019.

[22] 王人颢.公立医院国有资产管理手册[M].北京:中国经济出版社,2022.

[23] 沈红玲.现代医院管理理论与实践[M].北京:科学技术文献出版社,2020.

[24] 马静.实用医院管理[M].汕头:汕头大学出版社,2019.

[25] 马雅斌,李语玲,王云峰.医院药事管理制度[M].上海:世界图书出版上海有限公司,2022.

[26] 莫言娟.现代医院管理与医院经济运行[M].天津:天津科学技术出版社,2020.

[27] 王晓锋.现代医院管理模式与实用操作[M].北京:科学技术文献出版社,2020.

[28] 潘美恩,廖思兰,黄洁梅.医院档案管理与实务[M].长春:吉林科学技术出版社,2022.

[29] 兰芳.现代医院财务管理研究[M].延吉:延边大学出版社,2020.

[30] 张蔚.现代医院文档管理[M].西安:世界图书出版西安有限公司,2022.

[31] 杨继红.现代医院管理概要[M].上海:上海交通大学出版社,2019.

[32] 陈英博.现代医院财务管理探索[M].北京:现代出版社,2020.

[33] 陈佳骏.6S精益管理提升医院员工满意度的实践研究[J].现代医院管理,2022,20(3):50-52.

[34] 谭梦,刘玉秀,王修来,等.国外医院管理的研究热点分析[J].医学研究生学报,2022,35(4):414-417.

[35] 胡木兰.学校医院管理系统的分析与设计[J].软件,2022,43(4):51-53.

[36] 费良巧,王峥,李星星,等.基于供应链管理的现代医院管理[J].现代医院管理,2022,20(1):44-47.

[37] 刘伊婧,孙志欣.现代中医医院的管理四要素[J].中国城乡企业卫生,2022,37(1):212-214.

[38] 王莉,张鑫.利用网络信息技术实现医院档案信息化管理[J].办公自动化,2022,27(15):46-48.